U0085202

身為失智症專科醫師，

我　罹　患　了

失智症

日本失智症權威長谷川和夫醫師，第一人稱自述失智症患者內心的想法、感悟

長谷川和夫 ◎著
猪熊律子 ◎著

身為失智症專科醫師，我罹患了失智症

※ 編註：本書譯自長谷川和夫、猪熊律子所著《ボクはやっと認知症のことがわかった》，日本已於 2004 年將病狀名稱正名為「認知症」，但因台灣將「Dementia」翻譯成「失智症」，並使用至今，因此書中仍採用「失智症」一詞。

序

大家是否曾經聽過「長谷川式簡易智能評估量表」（以下簡稱長谷川式失智症量表）？

當人們因為健忘越來越嚴重，或隨著年齡增長覺得身體有別以往，決定前往醫院精神科、腦神經內科、腦神經外科或老年醫學科等處看診時，醫師或臨床心理師問診時，可能會提問一些問題，例如：「請問今天是哪一年幾月幾日？」、「請問一百減七是多少？再減七呢？那再連續遞減呢？」這些問題便是來自長谷川式失智症量表，是日本全國廣泛使用的一種認知功能檢測，用來判斷一個人是否罹患失智症的「診斷評估工具」，而我就是研發這個量表的精神科醫師。

我在一九七四年研發並公開這份量表時，那時失智症還被稱作「老人痴呆」或「老年痴呆」。作家有吉佐和子女士的小說《恍惚的人》（新潮社）比量表公布早兩年出版。當年的社會尚未充分了解失智症，也因此這本以失智症為題材的社會小說，在全日本引起了巨大迴響。那時普遍認為「一個人痴呆就沒救了」，失智症患者被當作「完全無知、腦袋空空」的人，受到嚴重的歧視。他們被關在家中猶如牢籠的空間裡，即使在精神科或老年專科醫院，也會被綁在床上，這等情景在當時習以為常。

我就是在那樣的時空背景下，開始從事失智症的醫療與照護，至今長達半個世紀。而如今，我也罹患了失智症。

我察覺自己患有失智症並公諸於世，是在二〇一七年十月，那年我八十八歲。失智症是一種成年後，語言和知覺等大腦功能下降，於日常生活造成不便的狀態。最大的風險因素是年齡增長，在日本這個被譽為世界最長壽、人稱「人生百年時代」的國家，可以說任何人都有可能罹患失智症。

根據日本厚生勞動省（類似台灣衛福部和勞動部的綜合機關）預估，在二〇二五年所有二戰後嬰兒潮世代都屆滿七十五歲以上時，約有七百萬人可能罹患失智症，即高齡者每五人就有一人。罹患失智症絕非什麼特殊情況，雖然有些人到了晚年依舊活力充沛，但這些人衰老可以說只是時間早晚的問題。我之所以決定公開病症，是希望傳達一個觀念：失智症是每個人都可能面臨的問題，我們不需要過分害怕。

在那之後又過了兩年，我也察覺自己的症狀變得相當嚴重。然而，人自出生以來，便是連續不斷地活著，所以即使罹患了失智症，我自認為有些地方並沒有像旁人所想的發生很大的變化。實際上，即使罹患失智症，也不會讓人突然變成另外一個人，我們依舊是那個一直活到昨天的自我的延續。

人們常誤以為失智症是一種固定的狀態，但我實際患病後，才明白事實並非如此。以我自己為例，早上起床時狀況良好，然後慢慢感到疲倦，到了傍晚，精神比較容易變差。但是經過一夜的睡眠，便可以恢復神清氣爽、煥然一新。換句話說，失智症會根據當下的身心狀態時好時壞。所以，我希望大家屏除對失智症的錯誤想法，不要再認為「一旦得病就沒救」，或是「會變成一無所知」，也請不要把我們當成特殊人種。

此外，失智症常被認為是一種可怕的疾病，但它的本質是「生活上的障礙」，主要特徵是失去了以往可以輕鬆做到的「普通生活」。這種變化，既不方便又很麻煩，家人也會不知所措。然而，周遭人的應對方式，可以大幅減輕這些障礙的嚴重程度。我由衷希望大家可以理解。

我是一名專科醫師，治療過上百名、甚至上千名病患，也是參與日本政府將「痴呆」正名為「認知症」（失智症的日文）的討論委員會成員。我撰寫本書的目的是希望告訴大家，實際罹患失智症以後，我心中所思、所感，以及身為「當事人」，我從中得到的領悟。同時，我也希望留下記錄，分享自己大半人生都在面對失智症的生活方式，以及這段期間我所歷經的日本失智症歷史。

自從罹患失智症，我一直有一種感覺，好像還有另一個我在注視著症狀不斷惡化的自己。這樣說或許讓人覺得「奇怪」，但我真的有這種感覺。有些人說這是「我和其他當事人不同之處」，也有人說這是「專科醫師特有的現象」。擁有這些經驗的我，想和大家談談我的想法，以及我認為生命中重要的事，還請大家撥冗閱讀。

二〇二〇年二月，我年滿九十一歲，感受到自己走向上帝懷抱的日子越來越近了。一直以來，我的生活都專注在工作上，所幸能享有家人的溫情，也能和生活圈建立緊密關係。現在我偶爾看看電影、上教會、去喜愛的咖啡廳坐坐，或是去理髮店理髮，繼續過著自己的生活。儘管有時也會跌倒，摔得鼻青臉腫，或是透過電視購物亂買一些用不到的商品，把家人搞得人仰馬翻，但我還是盡情地享受普通生活。失智症有許多不同的情況，我希望大家也能夠理解這一點。

我說話時，內容會跳來跳去，還有雖然我自己察覺不到，但偶爾似乎也會說出一些奇怪的話。因此，為了正確傳達意念，我決定與讀賣新聞社的猪熊律子編輯委員合作，共同編製本書。猪熊女士是二〇一七年十一月，第一位報導我罹患失智症的記者。

如同前面所說，我的人生已經所剩無幾。身為一名失智症患者，我誠摯希望能盡綿薄之力，協助病友和家屬，在日本生活得更輕鬆自在。本書若能對失智症患者本人和家屬，以及任何關心該領域的民眾有所幫助，將是我最大的榮幸。

長谷川和夫　敬啟

目錄

第4章
「長谷川式失智症量表」的制定祕辛

第5章
失智症的歷史

第6章 社會與醫療可提供哪些幫助？

第7章 敬致全體日本人的遺願

第 1 章

我罹患了失智症

「確定性」不再

好奇怪。以前去過的地方，照理來說應該可以順利抵達，但我怎麼走也到不了。也不記得今天是幾月幾號，安排了哪些預定行程。我開始懷疑自己罹患失智症，大約是在二〇一六年左右。

對於自己過往經歷的事，我不再那麼有把握。我無法確定自己的行為，到底是做了，還是沒做。例如外出時，即使擔心門沒鎖好，但只要心裡能確定自己已鎖門，我通常就會直接出門。或者，如果真的很擔心，只要折返確認門鎖，就能屏除心中的疑慮，安心外出。這些都是正常時候的反應。然而，當這份「確定性」不再時，我即使回家確認過門鎖，不久後記憶又會變得模糊，始終無法堅信。

我也記不清今天是幾月幾號，到底是星期幾。所以，我家的廚房除了掛有一本大幅的月曆以外，旁邊還擺了一本小型日曆，方便我每天早上查看。但是，我明明才剛確認過日曆，一轉頭就又忘記日期。

如果問太太，她會回我：「你怎麼又問這問題。」這時候，我會去翻閱桌上的報紙。早報和晚報的每一面都附有日期，所以很方便確認。當我發現自己「確定性」不再，忘記約定的情況與日俱增時，根據多年的診療經驗，我判斷「這不是年紀大造成的健忘，很可能是失智症」。

二〇一五年十月的日記裡，記述了以下這段文字：

演講。主題是「大家一起思考失智症照護」。我講了大約一小時，但有時我突然想不起來自己要講什麼內容，這樣的情況出現了三次。後來我設法敷衍過去，結束演講……真教人捏了一把冷汗。

公開坦承患病

二〇一七年十月，神奈川縣川崎市內舉辦了一場有關失智症議題的小型講座，我以專科醫師身分受邀出席，提供失智症照護的專業建議。

我在台上面對家屬，提醒照護時的重點，分享看診時與病患之間的回憶，接著脫口說出以下這段話：

「當著大家的面講，（對主辦單位）也許會造成困擾，但其實我患有失智症。」

這些話很自然地從我的口中說了出來。自從意識到自己患有失智症以來，我便一心渴望與人們分享我的感悟：失智症是任何人都可能罹患的疾病，但即使患病，也不會改變我們身為「人」的事實；在這個長壽的年代，這是每個人都要與之面對並共存的疾病；還有，即使罹患失智症，維持普通的生活非常重要。所以，我在講座中演講時，突然興起了一個念頭，希望告訴在場的每一個人：「我也一如往常地過著自己的生活。」在座聽眾凝神專注聽著我的分享，溫暖地包容了我的一切。

那一年，我八十八歲。在日本，像我這樣長壽的人越來越多。

根據厚生勞動省的數據，二〇一八年日本人平均壽命，男性八十一．二五歲，女性八十七．三二歲，兩者皆創歷史新高。平均壽命是指某一年出生的零歲嬰兒，平均能活到幾歲的預測數值。綜觀平成時代這三十年來，男女的平均壽命皆延長約五歲。預測顯示，平均壽命未來將持續延長。根據日本未來人口預測（平成二十九年預估）公布的結果，二〇二五年男性平均壽命為八十一．八九歲，女性為八十八．二一歲。女性又更為長壽，預估二〇四五年，女性平均壽命將超過九十歲（九十．〇三歲）。

壽命延長，長壽人數也隨之增加。截至二〇一九年九月十五日，百歲以上人瑞人數達七萬一千二百七十四人（其中女性六萬二千八百一十人），連續四十九年創下新高，首次突破七萬人。一九六三年剛制定老人福祉法，國家代為表揚向百歲人瑞致敬時，全國僅有一百五十三人。如此一想，恍如隔世。據政府預估，未來這數字將持續增長，預計最高將達七十一萬七千人（二〇七四年）。

人們越來越長壽，「人生百年時代」一詞也漸漸普及。這個概念最初由英國倫敦商學院林達．葛瑞騰（Lynda Gratton）與安德魯．史考特（Andrew Scott）兩位教授所提出。有鑑於全球人口長壽化現象急速增長，他們提倡人們需要不同以往的人生規劃。「學習、工作、安度餘生」這種傳統的人生規劃三部曲，在一個活到百歲已成為常態的社會中，年齡已不再是明確的分界線。人們可以工作一陣子之後再回頭學習，人生的選擇變得更多元且面向更寬廣。他們的著作"THE 100-YEAR LIFE—Living and Working in an Age of Longevity"（Bloomsbury Information Ltd，二〇一六年出版）在全球擁有廣大讀者［日文版《LIFE SHIFT 100年時代の人生戦略》（東洋經濟新報社出版），中文版《100歲的人生戰略》（商業周刊出版）］。

日本在大約同一時期，以小泉進次郎為首的自民黨年輕議員，提出放眼「人生百年時代」的政策，加上政府於二〇一七年舉辦的會議也使用了相同名稱（「人生百年時代構想會議」），使得「人生百年時代」一詞開始在日本社會中廣為普及。

此外，林達．葛瑞騰與安德魯．史考特兩位教授在書中指出，二〇〇七年出生的日本人，約有一半可能活到一百零七歲。

隨著年齡增長，八、九十歲以後罹患失智症的人口逐漸增加，若說「大多數百歲人瑞都可能罹患失智症」，一點也不為過。所以，我不認為自己患有失智症是一件多麼奇怪的事。

當然，也有人完全不受影響，到了晚年依舊活力充沛，但那只是極少數。我認為這些人隨著年齡增長，衰老只是時間的問題，所以失智症絕對不是「與己無關的事」。

根據厚生勞動省研究小組調查顯示，截至二〇一二年，高齡者中約四百六十二萬人罹患失智症（六十五歲以上人口罹病率約十五％）。這相當於六十五歲以上高齡者，平均約每七人就有一人患有失智症。並推估，隨著人口高齡化及壽命延長，失智症人口會持續增長。當二〇二五年所有二戰後出生的嬰兒潮世代都屆滿七十五歲以上，失智高齡者人口約七百萬人（罹病率二十％），在高齡者中，實際上可能每五人便有一人罹患失智症。

失智高齡者人口的未來預測

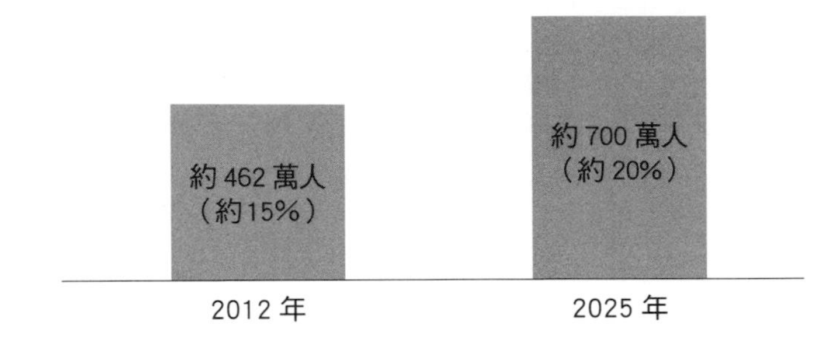

※ 括號中是佔 65 歲以上人口比率

資料來源：厚生勞動省資料〔根據「日本未來失智高齡者人口推估的相關研究」提供的初步數據（平成 26 年度厚生勞動科學研究費輔助金特別研究事業　九州大學二宮利治教授）〕

內心是否受到衝擊？

常有人問我：「罹患失智症以後，內心是否受到衝擊？」關於這個問題，我想分享以前的某個經歷。

我曾經擔任大學校長和理事長等職務。任職期間，我依舊十分熱愛臨床工作，所以長期離開臨床現場，心中總覺得寂寞。此外，我心中一直期盼將「以人為本」的失智症照護理念——關於這部分，我會在書中第3章和第6章中詳細說明——進一步推廣到診療上。

於是，結束大學理事長等職務後，大約二〇〇六年開始，我在同樣是精神科醫師的兒子位於川崎市內的診所中看診，每月進行數次診療。這份工作持續了八年左右，以下是那段期間內發生的事。

有一天，一名被診斷出患有失智症的高齡男性來到診所，表示希望聽聽我的看法，尋求第二意見（不同醫師的意見）。根據本人及其家人的描述，最近這名患者的症狀突然加劇，在下雪天穿著睡衣外出四處遊走，找不到回家的路，最後被附近居民發現，才通知家屬帶回家。總之，我請這名患者入座時，他很自然地繞到沒有坐墊的椅子背後，做出要坐下的動作。

他說：「我有件事想請教醫生，可以問問題嗎？」

「當然可以，請說。」我如此回答，他緊接著問：「為什麼是我罹患阿茲海默症，而不是其他人？」他並不是詢問「阿茲海默症是β-澱粉蛋白這類蛋白質在大腦中堆積所造成」這類病理問題，而是純粹想知道「為什麼是我得病？為什麼不是其他人？」

他的表情非常嚴肅，就好像用盡全身訴諸他心中悲傷的情緒。

如果是你，你會如何回答？

當下我頓時語塞，無法答覆。

當失智症患者認真提出這個疑問時，敷衍的回答或膚淺的安慰都行不通。在這種情況下，根據以往的臨床經驗，我知道自己必須正面回應，理解他的苦惱與悲傷。我也想過或許應該安慰他「人的本質不會改變」，但與其空口說白話，我更想向他傳達「我們一起面對」的想法。

所以那時候，我所能做的，就只是把自己的手放在他的手上，緊緊握住他的手並回答「是啊⋯⋯」。

這位男病患在公司擔任重要職位。或許，站在他的角度來看，他心中一定充滿了各種不滿的情緒。「為什麼是我？我又沒有做壞事！」「我在社會上明明有好好工作，沒有好吃懶做，為什麼到最後還是生了這種病？」當時人們對失智症的理解還不如現在進步，所以他一定受到不小的打擊。

那麼回頭來看，我自己的感想呢？

我認為，畢竟都這把年紀了，罹患失智症情有可原。只要活得夠久，任何人都有可能罹患失智症，所以罹患失智症很正常。如果說我內心沒有受到衝擊，那絕對是假話，但事情已成定局，我也莫可奈何。這就是我最真實的感受。

我會這樣想，或許是受基督教信仰的影響。我信奉基督教，年輕時就接受了洗禮。我深信是上帝賜予我信仰，並守護著我，所以我才會如此豁達，坦然接納一切。

當然，還是有許多令我沮喪的時刻，畢竟我連今天是幾月幾號，或是星期幾都搞不清楚。

失智症中最常見的阿茲海默型失智症，通常會先失去對時間的認知，再來是空間認知變差，最後無法辨識人臉。

常見的失智症包括阿茲海默症、血管性失智症、路易氏體失智症、額顳葉失智症等等。

當我還活在這世上，希望能盡力延遲病症的發展，最好是到了另一個世界以後，才失去辨識人臉的能力。因為如果認不出家人的面孔，實在太痛苦。但這樣一來，也就意味著我沒辦法活得太長壽。

話說回來，以前我在聖瑪麗安娜醫科大學（以下簡稱聖瑪麗安娜醫大）

工作時，曾有前輩對我說：「除非你罹患同樣的疾病，否則我絕不認同你做的是真正的研究。」現在，我可以對那位前輩說：「我現在也是貨真價實的失智症患者了。」

公開的理由

也有人經常問我：「許多人都想隱瞞自己罹患失智症，你為什麼選擇公諸於世？」

因為我希望能藉此讓大眾對失智症擁有正確的認識。失智症患者每天都生活在悲傷、痛苦和無奈的情緒中，所以我誠摯期盼每個人能了解如何與失智症患者相處。若再多補充一點，就是因為我認為絕對要建立一套可以理解，並且支持失智症的體系和相關機制。

「沒問題！有我們陪在你身邊，請儘管放心。」如果社會能有一套系統和機制，向失智症患者傳遞這樣的訊息，他們一定備感安心；如果我們的社會能有完善的措施，不僅可以守護失智症患者，還能陪伴他們一起共度失智症歷程，我相信那將給予他們莫大的勇氣。實際上，聽說已有部分地方政府開始推動這種開創性政策。

提起失智症，人們通常會聯想到醫療和照護，但失智症涉及的領域十分廣泛，包括居住、交通等移動工具、工作和生活目標、防止詐欺等消費者保護、財務管理與財產保護、人權維護等面向。近年來，為了讓失智症患者能安心生活，「打造失智症患者友善社區（城市）」的概念越來越普及。

一些地方政府開始與民間合作，積極推動該地特有的失智症相關措施，例如：制定失智症相關法令（和歌山縣御坊市等）、建立失智症患者遭逢事故時的救濟制度（神戶市等）、與當地居民共同培養就地守護失智症患者的關懷意識（福岡縣大牟田市等）。至於在「打造失智症患者友善社區」的推動中，〈在失智症政策中，政府與民間合作良好範例的相關調查研究專案報告書〉（平成三十年度老人保健事業推進費等補助金老人保健健康增進等事業）則針對政府與民間合作模式，進行了綜合的研究與考察。

如果再進一步探究我公開罹患失智症的原因，或許可說是「為了讓自己活得更好」。我希望在有生之年，能為他人和社會盡一點心力。雖然不確定是否有所幫助，但我希望能如實傳達失智症的真實樣貌。我認為這就是我最後人生活下去的道路。

而且我體悟到，這不僅是我活下去的道路，同時也是我走向人生盡頭的通道。

我自己也不知道接下來會發生什麼事。症狀可能越來越嚴重，記憶也可能逐漸衰退。我活得一點都不自在，會因為無法做我想做的事而備感無奈，也會覺得無助、憤怒與哀傷。這樣一想，不禁想到那些年輕患者在人生的黃金時期被診斷為失智症，還得煩惱子女和家中生計，相信他們一定更艱苦。

不過，我的症狀進展比預期緩慢，如果一切順利，症狀說不定可以拖延到我離世之後才開始變糟。這我也不清楚，既然不清楚，就不用想太多。總之，我決定現在盡力而為，按時服藥，把自己的想法傳達出去。

我從年輕開始，偶爾會情緒低落，陷入悲觀的思緒。像我這樣的人，一旦罹患失智症，一定會對自己「變得一無所知」而恐懼害怕。但是，永遠停留在那種想法中，對身心一點好處都沒有，所以我決定激勵自己，專注於現在自己能力所及的事情上，不要愁眉苦臉地過日子。這就是為什麼我公開罹患失智症，開始分享心路歷程的原因。

晚年失智

其實，剛開始我懷疑自己罹患的是阿茲海默症。然而，在專科醫院接受精密檢查之後，他們告訴我罹患的是另一種類型的失智症，也就是「嗜銀顆粒性失智症」。大家對這個名詞可能相當陌生，這是八十歲以上高齡時期較容易出現的失智症類型，進展較為緩慢。患者除了容易健忘，還有易怒的症狀。

嗜銀顆粒性失智症是一種異常蛋白質「嗜銀顆粒」，堆積在大腦掌控記憶的部位所引發的失智症，故而得名。除了記憶障礙以外，其他認知功能下降的情況並不明顯，但可能出現易怒、固執、容易焦慮、焦躁和憂鬱等症狀。必須進行病理檢查（註：對從人體取得的組織或細胞用顯微鏡觀察分析，以確定疾病的類型。）才能確立診斷，臨床診斷比較困難。

像我過了八十歲才罹患失智症的情況，稱為「晚年失智」。未來，晚年罹患失智症的人會越來越多，所以這絕對不是與己無關的事情。我認為用「與自己息息相關」的心態了解失智症，是一件很重要的事。

在初次診斷過後一年，我決定重新接受檢查，於是再次前往專科醫院，接受醫生問診、ＭＲＩ（磁振造影裝置）等影像檢測，並由心理士進行神經心理測驗……。

結果顯示，大腦中掌管記憶的海馬迴萎縮情況幾乎沒有惡化，神經心理測驗結果也相當良好，失智症的發展非常緩慢。就我的情況來看，在公布罹患失智症以後，接受採訪，與人會面，受邀四處演講的機會增加，反而帶來了助益。一直以來，我都只專注在工作上，在這年紀開始遇見新的朋友，拜訪新的地方，這些對我的心理與身體似乎都成了復健和刺激。

儘管如此，我的理解力、判斷力仍被明確診斷為減弱，需要周圍的支持來彌補這些缺失。

我們家就我跟太太兩人一起生活，太太把我照顧得無微不至。或許應該說，太太握著我的生殺大權。雖然太太比我年輕，但她個性開朗，生性認真，非常可靠。我深刻體會到，我能有今天全是她的功勞。此外，我膝下有三名子女，我從他們身上也獲得許多支持。實際上，多虧這些協助，我才能過著近乎普通人的生活。

自我反省

關於失智症的診斷，請容我再補充一點。

我根據自己多年來的經驗，自行診斷罹患的是阿茲海默症，但經過第三方的檢查，確定我並非罹患阿茲海默症，這讓我稍稍鬆了口氣。在確立診斷後的訪談與演講中，我還曾經表示「幸好不是阿茲海默症」。後來經家人提醒我曾經說過這樣的話，我不僅大吃一驚，同時也深深自我反省竟然如此口無遮攔。我並非出自本意要傷害阿茲海默症的患者和其家人，這與我一生所做的工作完全背道而馳。如果有人因為碰巧聽到這句話而受傷，我深表歉意。

我慶幸自己不是罹患阿茲海默型的失智症，並不是要評論阿茲海默症本身，而是因為得知自己屬於進展較緩慢的失智症類型，內心誠實地感受到如釋重負。這件事讓我體會到自己詞不達意，言語上的關懷和體貼已大不如前。當下我自己毫無自覺，事後才因某種機會或因緣察覺過失，這讓我深刻自我反省。

總而言之，這改變不了我罹患失智症的事實，而且至少我不會為此感到羞恥，也不會試圖隱瞞這個事實。當然，是否告知旁人是個人的自由，我相信一定存在各種意見。不過就我個人來說，我認為在與人往來時，讓他們知道「我是失智症患者」是最好的方式，也可以讓我自己好好地正視失智症。

至少，我不希望社會蔑視失智症，也不希望人們為此感到羞恥。

第2章

什麼是失智症？

※ 本章是根據已故長谷川醫師在本書著述當下的陳述，以及他在擔任專科醫師時期編寫的失智症相關著作的記述，略加修潤而成。

什麼是失智症？

在這裡，我想先談談「什麼是失智症」。

人們對於失智症有各種解釋，有人說是大腦的疾病，也有人說失智症會讓人變得什麼都不懂。一般而言，失智症是指有以下的狀態。

「成年後，大腦中與記憶、語言、知覺、思考等相關部位的功能衰退，於日常生活造成不便的狀態。」

換句話說，失智症不是先天具有認知功能障礙，也不是正常老化的一部分，而是一種因為外傷、感染、血管疾病等各種疾病或因素，使原本正常發育的大腦神經細胞受損，導致認知功能障礙所引發的病症。

若進一步詳細介紹，失智症包括以下幾點特徵：

第一，大腦出現器質性障礙，造成認知功能受損。這裡的「器質性障礙」，指的是大腦神經細胞與神經細胞之間的連結無法正常運作。

神經細胞構成腦神經系統，建立了一套複雜且精密的神經網絡，傳遞語言等各種訊息。我認為這套神經網絡的運作方式，在某種程度上，可以說是決定了一個人的智力與個性等特質。當其運作發生阻礙時，便會導致認知功能損傷。

第二，失智症不會伴隨意識障礙。換句話說，失智症與被人叫喚沒有回應，或是意識混亂等情況不同。不過，「譫妄」是一種輕微意識障礙，譫妄的患者，可能出現健忘等與失智症相似的症狀。

此外，脫水、感染、藥物過量等也容易引起意識障礙，須小心謹慎。

第三，失智症的另一個重要特徵是，認知功能障礙會在日常生活中造成不便，而且這種對日常生活的影響並非暫時的，而是持續的。

第四，大腦的器質性障礙也會引發病患在情緒與行為上出現各種變化，例如：患者已經用過餐，但由於器質性障礙引發記憶問題，不記得吃過飯了，進而吵著要吃飯，或因此生氣、出現暴力行為，這些都是由器質性障礙引起的變化。這些伴隨而來的憤怒、暴力、辱罵、懷疑等情緒和行為，稱為「失智症合併精神行為症狀」（Behavioral and Psychological Symptoms of Dementia，BPSD）。

失智症最具代表性的定義，可參照世界衛生組織（WHO）制定的國際疾病分類第十版（ICD-10）。根據其定義，失智症「是一種包含記憶、思考、定向力、理解、計算、學習、語言、判斷等多種高階腦功能障礙的症候群，通常由慢性或進行性腦部疾病引起」。

在日本，公部門大多採用介護保險法中明定的定義，其定義如下：

「失智症是一種因腦血管疾病、阿茲海默症或其他因素，導致大腦發生器質性變化，引發記憶功能，以及其他認知功能下降到足以影響日常生活的病症。」（第五條第二項）

日常活動的障礙

失智症的定義已如前面說的，而從我長期在該領域工作的角度來看，失智症的本質可以解釋為「無法再像以前一樣完成每天的日常活動」。

「日常活動」指的是早上起床、洗臉、吃飯、準備出門、收拾、打掃、洗衣服等等。以前可以輕易做到的事，變得無法順利完成，所以我才稱失智症的本質是「日常活動的障礙」，也就是「生活障礙」。

變老，是一個自然的過程，一個人要能坦然接受「我也罹患失智症了啊」，並能在生活中與之共存，關鍵就在於我們所處的環境，必須是一個可以讓人坦率說出「其實我患有失智症」的社會。因為所謂「生活」，會隨著與周圍人的互動而產生極大的變化。

周圍的人如果具備與失智症共同生活時的知識與技巧，失智症患者的生活會變得更輕鬆。

因此最重要的是，周圍的人能接納失智症患者最自然的狀態。當失智症患者主動告知「我有失智症」時，周圍的人可以平靜地回應「知道了，沒問題。我也會想辦法協助你，不用擔心」，並在自己能力所及的範圍協助他們。

那麼周圍的人可以提供哪些協助呢？簡單來說，就是繼續用和以往相同的方式對待患者。「用和以往相同的方式」這意味著，你把他們和自己一樣都是「人」，視為最重要的一件事。

即使周圍的人提供各種協助，但如果不是從當事人角度出發，那也毫無意義。提供協助的人應該站在對方的立場，不著痕跡地伸出援手，而不是將自以為的善意強加在他人身上。

當人們不知道下一步該怎麼做時，通常會變得很焦慮不安，所以站在對方的角度思考極其重要，仔細解釋，引導他們接下來該做的事。如果周圍的人能用這種方式和失智症患者互動，他們就會很有安全感。我誠摯地希望能有更多人站在失智症患者的角度，設身處地為他們著想。

阿茲海默博士的發現

提起失智症，相信現在最多人聯想到的是阿茲海默症。我察覺自己罹患失智症時，最先懷疑的也是阿茲海默症。

阿茲海默症，是由德國精神科醫師阿洛伊斯．阿茲海默（Alois Alzheimer，一八六四～一九一五年）首次發布病例報告，所以取其名為病症名稱。世界上第一位確診為阿茲海默症的患者，是居住在德國的病患，名叫奧古斯特・迪特（Auguste Deter）。她出現忌妒、妄想等嚴重症狀，一心認為丈夫外遇，對丈夫與鄰近婦女施加暴力，並宣稱有人要傷害自己，覺得周圍的人都在說自己的閒話。據說迪特在一九〇〇年代初期，年約五十歲時進入德國法蘭克福的醫院住院，大約五年後因引發肺炎而離世。

阿茲海默博士解剖奧古斯特・迪特的大腦，進行病理檢查時發現一些特徵性的變化，包括大腦明顯萎縮、腦神經細胞減少、出現俗稱老斑的斑塊、神經細胞體中出現纖維糾結等現象。這份病例報告十分詳盡，後人將這些病症綜合命名為阿茲海默症，以紀念阿茲海默博士的貢獻，並逐漸廣為人知。

阿茲海默症的大腦中，常見一種俗稱老斑的斑塊狀異常結構，這些老斑是β-類澱粉蛋白的蛋白質沉積在大腦神經細胞外而形成。老斑形成後，會出現神經纖維糾結（NFT）的病理變化，使異常纖維堆積在神經細胞中，導致神經細胞死亡。一般認為，β-類澱粉蛋白開始堆積後，大約十～十五年就會慢慢發展成失智症。然而，即使有β-類澱粉蛋白堆積，也不一定會導致失智症。

失智症種類（主要類型）

■ **額顳葉失智症**
‧大腦額葉或顳葉的神經細胞減少，大腦萎縮。

［症狀］
情緒容易失控，無法遵守社會規範。

■ **路易氏體失智症**
‧由積聚在腦內的特殊蛋白質「路易氏體」破壞腦神經細胞所引起。

［症狀］
容易出現幻覺，看見現實中沒有的東西、手腳顫抖、肢體僵硬等症狀。步伐變小而容易跌倒。

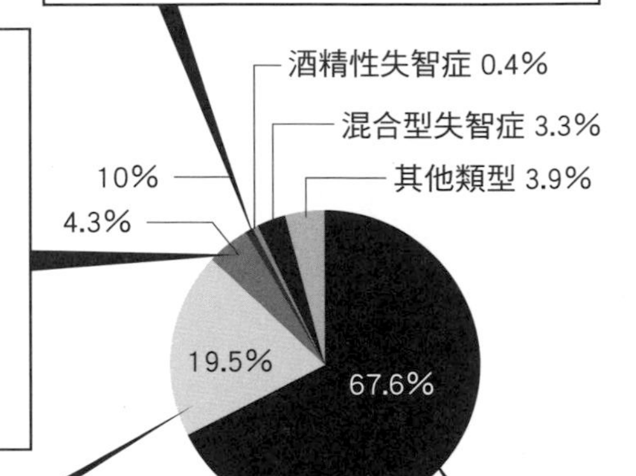

■ **血管性失智症**
‧因腦梗塞或腦出血，使得腦細胞供血不足，導致腦細胞死亡。主要原因是高血壓、糖尿病等代謝症候群相關疾病。

［症狀］
依每次發生的腦血管病變，而出現階段性發展。症狀則視受損腦區，而有不同表現。

■ **阿茲海默症**
‧積聚在腦內的異常類澱粉和濤蛋白破壞神經細胞，導致大腦萎縮。

［症狀］
以前的事記得非常清楚，但容易忘記最近發生的事。剛開始會出現輕微的記憶力衰退，逐步發展，最終喪失時間和地點的概念。

※ 資料來源：根據厚生勞動省（類似台灣衛福部和勞動部的綜合機關）資料製作［數據引述自〈都市地區的失智症罹病率與失智症生活功能障礙的應對措施〉（二〇一三年五月報告），以及《關於「失智高齡者的日常生活自立程度」II以上的高齡者人數》（二〇一二年八月）公布］。

羅患阿茲海默症，可能引發各種認知障礙，包括健忘等記憶障礙，以及無法辨別時間和地點的定向力障礙，影響日常生活。病症會隨著時間緩慢進展，發展到重度症狀時，患者會失去自行進食、更衣或與人溝通等能力，甚至無法自己坐立，臥床不起，最終失去意識，陷入昏迷，迎接死亡。

然而須留意的是，病症進展的時間存在個體差異。即使進入重度症狀，有些病患還是可以進行簡單的對話，有些會出現暴力或獨自外出遊蕩的症狀。據悉，目前失智症約有六成為阿茲海默症。

大多數為血管性失智症

然而在過去，血管性失智症被認為是日本最常見的失智症類型。

血管性失智症是由於腦梗塞或腦出血等腦血管損傷引起的失智症。腦梗塞是腦血管阻塞，導致某些部位血流不通，使得該部位無法正常運作的疾病。腦出血則是腦血管破裂出血，壓迫到該部位的腦細胞。當腦血管阻塞或出血，導致腦細胞無法獲得充分的氧氣和營養而壞死，使得細胞失去原本負責的功能，便會引發失智症。

引發血管疾病的主要原因是動脈硬化。動脈硬化的危險因子包括高血壓、糖尿病、心臟病、血脂異常、抽菸等。在日本，以往由於飲食鹽分含量高，因此血管性失智症較為常見，但隨著預防生活習慣病的意識提高，也連帶發揮了預防血管性失智症的作用。

症狀方面，除了記憶障礙，還經常伴隨步行困難，有時也會一同出現排尿問題。還可能因為一點小事哭泣或生氣，無法控制情緒，出現「情緒失控」的情況。這種症狀的表現方式相當特殊，經常突然出現，或在情緒平復後又突然惡化。據說相較於女性，男性更容易出現症狀。

出現幻覺的失智症

大家或許聽過「路易氏體失智症」。路易氏體是一種堆積於神經細胞中的特殊蛋白質，由於這些蛋白質大量聚集在大腦皮質或腦幹，破壞神經細胞，因而引起失智症的症狀。大腦皮質是思考時，發揮主要作用的區域；腦幹則負責呼吸、血液循環等人類生存不可或缺的功能。

在帕金森氏症中也發現到路易氏體，因此路易氏體失智症患者的症狀與帕金森氏症患者十分相似，可能出現手腳顫抖、動作遲緩、肢體僵硬、身體不易保持平衡等症狀，所以很容易跌倒。

路易氏體失智症最大的特色是「幻覺」。在早期階段，幻覺的症狀比記憶障礙更明顯，因此許多人不會聯想到失智症，畢竟人們對失智症的印象大多是記憶衰退。然而，失智症的症狀並非全然一致。

路易氏體失智症患者會主訴看見清楚的幻覺，例如在家中看見蟲或陌生人。即使周圍的人看不見，但對患者本人來說，那些影像十分清晰，所以認真傾聽患者說的話相當重要，千萬不要突然否定或嘲笑他。

順帶一提，路易氏體失智症是由日本精神科醫師小阪憲司所提出。一九七六年，他在失智症患者的大腦皮質中發現路易氏體，自此，路易氏體失智症成為全世界廣為人知的失智症類型之一。

社交能力下降

此外，「額顳葉失智症」也是典型的失智症類型。

額顳葉失智症是大腦的額葉和顳葉萎縮，功能下降，引發多種症狀出現的失智症。一般認為額葉控制思考、情感表達和判斷，與人格、理性行動與社交能力密切相關。顳葉則負責語言理解、聽覺、味覺、記憶和情緒，兩者在大腦中都發揮很重要的作用，其功能下降，會造成重大的影響。

認知功能模型

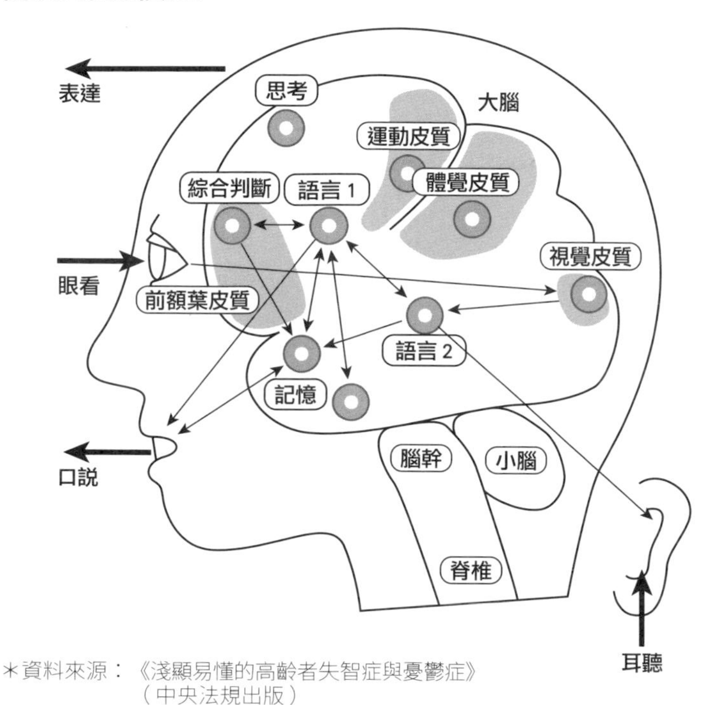

＊資料來源：《淺顯易懂的高齡者失智症與憂鬱症》（中央法規出版）

額顳葉失智症的特徵包括人格改變，以及悖於常理的行為。就實際例子來看，曾有一名公務員偷竊被抓，後來在調查其行竊原因的過程中，發現他患有額顳葉失智症。由於患者的社交能力變差，經常產生諸多問題，因此人們如果不了解這類失智症的特徵，患者和家屬都會非常痛苦。除了喪失抑制能力、出現重複行為以外，其他症狀還包括

引發失智症或類似失智症病症的主要疾病、病狀

1. 中樞神經退化性疾病
阿茲海默症
額顳葉失智症
路易氏體失智症／帕金森氏症
進行性上眼神經核麻痺症
大腦皮質基底核退化症
亨丁頓舞蹈症
嗜銀顆粒性失智症
神經纖維糾結型老年失智症
其他

2. 血管性失智症
多發性腦梗塞
關鍵部位單一梗塞性
小血管疾病
低灌流症候群
腦出血
慢性硬腦膜下出血
其他

3. 腦腫瘤
原發性腫瘤
轉移性腦瘤
癌性腦膜炎

4. 常壓性水腦症

5. 頭部外傷

6. 缺氧性腦症

7. 神經感染
急性病毒性腦炎（單純疱疹腦炎、日本腦炎等）
HIV 感染（AIDS）
庫賈氏病（CJD）
亞急性硬化性全腦炎、亞急性德國麻疹全腦炎
麻痺性失智症（神經性梅毒）
急性化膿性腦膜炎
亞急性腦膜炎、慢性腦膜炎（結核性、真菌性）
腦腫瘤
大腦寄生蟲
其他

8. 臟器衰竭及相關疾病
腎衰竭、透析性腦病變
肝衰竭、肝門－體循環靜脈分流
慢性心臟衰竭
慢性呼吸衰竭
其他

9. 內分泌失調及相關疾病
甲狀腺機能低下症
腦下垂體功能低下症
腎上腺素機能不全
副甲狀腺機能亢進或低下症
庫欣氏症候群
復發性低血糖
其他

10. 缺乏性疾病、中毒性疾病、代謝性疾病
酒精依賴
胼胝體變性
一氧化碳中毒
維生素 B_1 缺乏症
（魏尼克－柯沙科夫症候群）
維生素 B_{12} 缺乏症、維生素 D 缺乏症、葉酸缺乏症
菸鹼素缺乏症（癩皮病）
藥物中毒
A）抗癌藥物（5-FU、滅殺除癌錠、賽德薩注射液等藥物）
B）精神藥物（苯二氮平類抗憂鬱藥物、抗精神病藥物等等）
C）抗微生物劑
D）抗癲癇藥物
金屬中毒（汞、錳、鉛等）
威爾森氏症
遲發性尿素循環酵素缺乏症
其他

11. 脫髓鞘疾病等自體免疫性疾病
多發性硬化症
急性播散性腦脊髓炎
貝塞特氏病
修格蘭氏症候群
其他

12. 儲積症
遲發性神經脂質過多症
腎上腺腦白質失養症
腦腱性黃瘤症
神經元蠟樣脂褐質儲積症
糖尿病
其他

13. 其他疾病
粒腺體性肌病
漸進性肌肉失養症
法氏病（Fahr's disease）
其他

＊資料來源：《失智症疾病診療指南 2017》

情感冷漠，比如失去對他人的共鳴、缺乏同理心等等。一般認為，額顳葉失智症好發於六十五歲以下。

除了上述說明的以外，還有許多其他類型的失智症，以及可能導致失智症的疾病。

可治療性失智症

過去，失智症的定義中包括「無法治癒」的準則。然而，現在已經發現有些失智症可以治療且可能康復，因此該項已從定義中移除。

目前沒有藥物能治癒失智症。有些人可能會認為，被診斷為失智症，也只是徒增絕望，「早期就醫」一點意義也沒有。實際上，在醫療現場或從當事人口中，也經常聽到「早期診斷，早期絶望」的說詞。然而，「常壓性水腦症」這類可治療的失智症，透過早期診斷，可以儘早展開治療。

常壓性水腦症是顱內產生的液體（腦脊髓液）積聚在腦室，壓迫周圍腦組織而引發失智症。腦室周圍組織受到壓迫，造成神經細胞受損，會導致執行力、注意力和記憶力下降，出現與失智症相似的症狀。還有步態不穩，步幅縮小，類似帕金森氏症，走路搖搖晃晃，尿失禁也是常見的症狀之一。一般認為可透過手術，將腦脊髓液引流到腦室外，以治療水腦症。

此外，透過早期診斷，也可以讓患者在失去記憶之前，趁判斷能力還清晰，為今後的生活做好規劃與各種準備。

儘管人們可能會因為大受打擊而寧可不知情，但我依舊建議「儘早就醫診斷，方為上策」。

另外，失智症的診斷相當困難，有時可能會誤診為憂鬱症，或是與意識障礙的譫妄混淆。高齡者經常會服用大量藥物，因此也可能因藥物副作用而引發類似失智症的症狀。所以建議盡快尋求專科醫師的意見，以免因錯誤的診斷，延宕正確的治療方式。

診斷流程

覺得最近忘東忘西的狀況比以前嚴重，懷疑自己是否失智，但又不清楚該掛哪一科，需要接受哪些診斷流程。——相信這是許多人心中常有的疑慮。失智症通常由精神科、神經內科等專業科別負責診斷，有些地方也會以「健忘門診」或「記憶診所」的名稱表現。

那麼診斷有哪些流程呢？首先，在問診中，醫師會詢問有哪些症狀、就醫前的經過和其他病史。為了確認是否為失智症，以及進一步確認症狀的輕重程度，會進行神經心理測驗。

檢查中常用的測驗，包括我所研發的長谷川式失智症量表，以及比長谷川式失智症量表晚一年，於美國發表的簡易心智量表（ＭＭＳＥ）。在這項檢查中，可以檢測當事人的單字記憶和計算等能力。

失智症的診斷流程

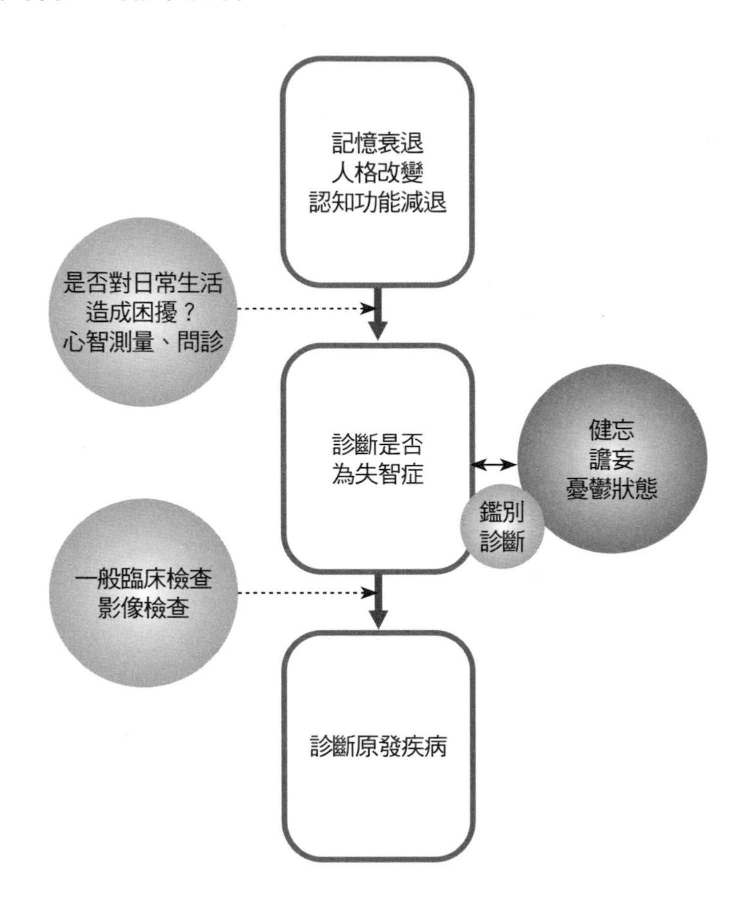

失智症診斷流程包括兩個階段：「是否為失智症」和「原發疾病」的診斷，每個階段各有其特有的方法（虛線箭頭）。
在「是否為失智症」的診斷中，必須進行鑑別診斷，分辨是普通的記憶衰退、健忘、譫妄，或是憂鬱狀態。

＊資料來源：《淺顯易懂的高齡者失智症與憂鬱症》

為了檢查大腦狀況，也會進行各種功能的影像檢查，包括查看大腦形狀的CT（電腦斷層掃描）及MRI（磁振造影）等影像檢查，檢測大腦血流和代謝的SPECT（單光子電腦斷層掃描）、PET（正子斷層造影），以及其他功能的影像檢測。也會視需求，檢查腦波或採集保護大腦周圍區域的腦脊髓液樣本。醫師再根據這些檢查結果，綜合判斷後做出診斷。

如果懷疑自己罹患失智症，建議先諮詢常看的主治醫師。日本老年精神醫學會在其官方網站的首頁上，提供經學會認定的「可診斷心智與失智症的醫院與機構」。日本失智症學會也在其官網首頁，刊載學會認證的全國失智症專科醫師名單。此外，在日本失智症照護學會的官方網頁，則可查詢到經學會認證的失智症照護專家的相關機構和團體。「失智症病友與家庭協會」還提供電話諮詢。

依年齡層來看失智症罹病率

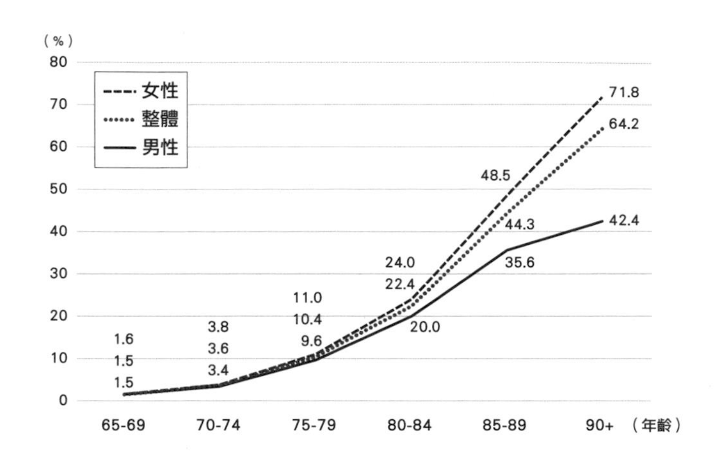

＊資料來源：厚生勞動省資料［日本醫療研究開發機構的失智症研究開發專案「實踐健康長壽社會的大規模失智症世代研究」，分別於福岡縣久山町、石川縣中島町、愛媛縣中山町等地進行全面調查的失智症罹病率調查結果（分析對象 5073 人）；製圖資料由代表研究員二宮利治（九州大學研究所）提供］。

年齡是危險因子

年齡是罹患失智症的最主要危險因子。罹病率會隨著年齡增長而不斷提高，七十歲出頭約三%，八十歲後半罹病率超過四十%，九十歲以上更超過六十%（註：依據台灣於二〇一一年所做的流行病學資料得知，失智症盛行率七十歲出頭約三．五～五%，八十歲後半約二一．五～二%，九十歲以上約三六%）。

八十歲以後，女性的罹病率明顯升高。關於此點，目前有諸多解釋，包括性賀爾蒙的差異，或憂鬱傾向差異所造成，至今仍無定論。

輕度認知功能障礙（MCI）

或許也有人曾經被告知：「你的情況不是失智症，而是輕度認知功能障礙。」最近，「輕度認知功能障礙」一詞越來越常見。

「輕度認知功能障礙」的英文是「Mild Cognitive Impairment」，有時會取字首簡稱為MCI。MCI是一種介於正常健康與失智症之間的狀態，意指認知功能下降，但嚴重程度尚未影響到日常生活。根據政府估計，截至二〇一二年，日本失智高齡者為四百六十二萬人，MCI人數約四百萬人。現今難以考證MCI的概念是何時由何人率先提出，但普遍認為，美國梅奧診所（Mayo Clinic）彼得森（R. C. Petersen）等人於一九九九年所發表的論文，是確立該概念在醫界取得共同認知的關鍵文件。

在MCI階段，儘管有記憶衰退和理解能力下降等情況，仍可平順地度過日常生活。

預防重點

即使被診斷為MCI，也不必過度沮喪，重要的是密切關注病情的發展。儘管年齡是失智症最大的危險因子，但無人可以避免衰老。既然如此，預防失智症的關鍵就不在於「終身不得」，而是「如何延緩病症的發生」。然而，如果是血管性失智症這類型的失智症，預防腦血管疾病也相當重要。高血壓、血脂異常、糖尿病、運動不足、高熱量飲食、攝取過多的鹽分或酒精、吸菸等都必須注意。

失智症大多出現在老年，但也有四十歲左右的病例。六十五歲以前罹患失智症，稱為「年輕型失智症」。

在缺乏根治藥物的情況下，二〇一九年五月，世界衛生組織公布了第一份降低罹患失智症風險指南，引起廣大關注。

①運動、②戒菸、③營養、④飲酒、⑤認知功能訓練、⑥社會參與、⑦減重、⑧高血壓、⑨糖尿病、⑩高血脂症、⑪憂鬱、⑫重聽，指南中針對以上十二項風險因素提出具體的介入措施和建議強度。例如，基於降低罹患失智症和認知功能下降的風險，指南中「強烈建議」健康成人規律運動，也「強烈建議」吸菸者戒菸。

運動方面，建議六十五歲的人以上可透過快走或做家事，每週至少進行一百五十分鐘中等強度的有氧運動。在飲食方面，除了建議多吃魚，堅果、橄欖油、咖啡也能有效預防失智症。另一方面，維生素B或E、不飽和脂肪酸等補充食品，未有足夠證據證實可有效降低失智症風險，所以不推薦服用。

根據世界衛生組織統計，截至二〇一五年，全球約五千萬人罹患失智症。預估二〇三〇年，失智症人口將增長到八千二百萬人，二〇五〇年增長至一億五千二百萬人。此外，與失智症相關的「社會成本」，包括照護和醫療等費用在內，截至二〇一五年，全球約八千一百八十億美元（約九十兆日圓），相當於約全球GDP（國內生產總值）的一%，預估到二〇三〇年，將成長至每年二兆美元（約二百二十兆日圓）。

第3章

■

罹患失智症後的感悟

失智症並非固定不變

我從事失智症的臨床工作與研究已長達半個世紀，然而，直到自己罹患了失智症，我才真正明白一些事情。在這一章裡，我想和大家分享這些感悟。

首先，是我認為最重要的一點，也是親身經歷後得出的結論，那就是「人是一個連續存在的個體」。人類自出生以來，便一直連續不斷地生活，所以即使罹患了失智症，也不會突然變成另外一個人。我們依舊是那個連續活到昨天的自己。

此外，失智症並非「固定不變的狀態」，它與正常狀態之間存在著連續性。以我自己來說，早上剛起床時，身體狀況最好，這種良好的狀態大約可持續到下午一點左右。下午一點過後，我會漸漸變得不知自己身在何處、正在做什麼事，然後漸漸感覺疲累、好沉重，這時很容易出狀況。

傍晚到夜晚這段期間，我通常都很疲倦，不過晚上大多是吃飯、洗澡、睡覺等固定活動，所以我還應付得來。接著睡一覺，第二天早上醒來，便又生龍活虎，頭腦清醒。

這些都是我罹患失智症以後才體會到的差異。失智症並非一個固定不變的狀態，是會有所變化，狀態時好時壞。當我狀態好的時候，可以跟人聊天，也能充當他人的諮詢師。

當然，失智症的類型和症狀的表現方式都因人而異，不一定所有人都像我一樣。然而，身為一名專科醫師，以前的我認為，一旦患有失智症，病患的狀態是固定不變的。我從來沒有想過患者的內在病況會時好時壞，出現如此大的起伏。所以，我希望透過自己的例子，讓大家了解，失智症有各種不同的情況，以及罹患失智症，並不表示人生就此結束。

失智症並不是一種固定不變的狀態，所以我希望病友不要自判死刑，認為「人生完了，什麼都沒了」，也希望周圍的人不要把失智症患者當成「失去理解能力的人」。

請不要遺棄我們

如今人們對失智症的理解已有長足進展，但即便如此，仍有人認為，被診斷為失智症的人屬於「另一個世界的人」。而自以為屬於「這個世界」的人們，有時會說無法與「另一個世界的人」好好溝通，說的話他們都聽不懂。有些人在失智症患者面前也能毫不在乎地說出這些話，有時甚至口不擇言，傷害到患者的人格與尊嚴。

但這樣是不對的。那些話失智症患者都能聽得一清二楚，被人說壞話或嘲笑時，會在他們的心中深刻留下不好的回憶和情緒，所以希望大家能謹言慎行。失智症患者沒有做任何回應，不代表他們不懂。

每個人在成長的過程中，甚至是成年以後，在職場或家庭中，或多或少都曾經歷過被人忽視或輕視的悲傷與失落。這些痛苦經驗帶來的煎熬與傷痛，不論是否患有失智症，都是一樣的。

所以我希望大家在做任何決定時，別把我們排除在外，也不要棄我們於不顧。

分享你的時間

在與失智症患者相處時，有些事希望大家謹記在心。

第一，請仔細聆聽對方說的話。

「這樣做吧」或「我建議這樣做」，有些人在面對失智症患者時，會不斷提出建議，下指導棋，但這種方式會造成患者的困惑與混亂，無法表達自己的想法。

即使本人原來有其他想做的事，但有人向他提議「這樣做吧」時，他會變得無法思考其他事情。這不是一個人應有的樣子，所以希望大家用問句的方式，詢問失智症患者：「你今天想做什麼呢？」可以的話，也希

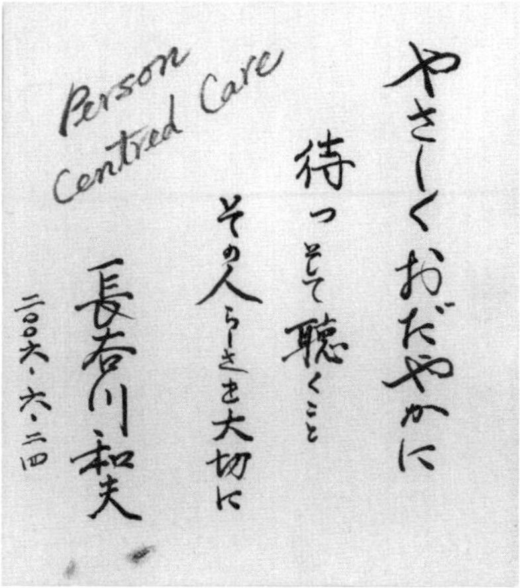

長谷川醫師擔任失智症照護・研究培訓東京中心主任期間，親筆撰寫的簽名板（日文部分：溫柔平靜地等待並且聆聽，尊重個人的意識；英文部分：以人為本的照護）。

望大家能以「今天不想做什麼呢？」的方式來詢問。

最後，希望大家能耐心等待對方回答，並仔細聆聽他所說的話。或許有人會想「這太花時間了，辦不到」。然而，「聆聽」就是一種「等待」。而我認為，所謂「等待」，就是和對方分享自己的時間。失智症對當事人來說，也是相當不便、無奈而不得不處處忍耐的情況，所以當旁人耐心等候，用心地面對自己時，會讓我們感到安心。

不要剝奪我們的職責

與失智症患者交談時，保持適當距離，不要太遠或太近，維持約一公尺的距離說話，最為合適。視線的高度也很重要，既不是從上而下俯視，也不是由下而上仰視，而是以相同視線的高度，與對方平視。

有些人以為，得了失智症以後，會變成「什麼都不知道」。但容我再次重申，絕對沒有這回事。我們的心，依舊在跳動。遇到不開心的事，我們照樣會受傷；得到別人的讚賞，我們也一樣會很開心。

最重要的是希望大家牢記一點：失智者和我們一樣都是「人」，都是這世上獨一無二且珍貴的存在。

維持簡單的生活環境也很重要，而且越單純越好。盡量避免環境太複雜，包括廁所的位置、睡覺的地方，這些重要的地點和東西，都應盡可能地凸顯它們的位置，讓失智症患者容易記住、看見，並且方便移動。

此外，失智症患者不擅長同時理解多項事物。一次接收到太多資訊，會讓他們陷入混亂，更感疲憊。即便是傳達同一件事情，也應盡可能以一次一項的方式，簡明易懂地描述給他們聽。這些小地方，都是可以透過傳達訊息者的努力，獲得大幅改善。

另外，也希望大家留心，不要把失智症患者當作「只能接受援助的人」，從而剝奪了他所有的職責。所謂職責，不一定是很困難的事，任何事情都可以。

如果失智症患者擅長廚房工作，就讓他負責廚房的事；如果擅長木工，可以讓他處理一些木工事項。又或者，如果患者是生活在失智團體家屋（Group Home）等共同生活的團體內，做菜時可以讓擅長削皮的患者，擔負蔬菜水果削皮的工作。

既然是擅長的領域，拜託的人比較方便開口，也比較容易獲得當事人的應允。最後再次提醒，結束後，別忘了稱讚他們「做得好棒」。

笑口常開的重要

另外，我還想談談在與失智症患者相處過程中，關於「笑容」這件事。

二〇〇四年，京都舉辦了一場「國際阿茲海默症協會國際會議」，當時我負責協助會議進行。會議期間，有一名男士自稱患有失智症（當時還稱為「痴呆」）。

他發表意見，認為最重要的是「笑容」，並稱自己家中隨時充滿歡笑。

即使他這麼說，我心中還是不禁懷疑，他回家後的生活是否真如其言，所以忍不住在會場向他搭話，表明我心中的疑問。對此他回道：「長谷川醫師，隨時歡迎你來我家做客。」

過了一段時間，某日我致電表示想去他家拜訪，多聊幾句。他欣然同意，我便即刻安排時間，登門拜訪。

夫妻在家相處，通常會毫無保留地表達自己的情緒，所以感到煩躁或板著臉實屬正常。我原本以為這對夫妻不可能無時無刻都保持笑容，但沒想到他們真的從頭到尾一直都是「笑咪咪的」。「長谷川醫師特地來訪，一起喝杯咖啡吧」，夫妻兩人用微笑迎接我，看他們交談互動，又是彼此會心一笑，讓我感受到那是發自內心的真實笑容。

在日常生活中，他們很重視笑容。只要笑口常開，即使沒什麼特別好笑的事，也會不自覺地放鬆心情。當罹患失智症，一直沉浸在痛苦情緒時，笑容顯得尤為重要。所以請大家與失智症患者互動時，別忘了保持微笑。

每個人都不一樣

如前面所說，與失智症患者相處時，希望大家別忘了，我們都是獨立的個體，每個人都不一樣，都是珍貴的生命體。放眼全世界，也只有「我」，擁有和我一樣的人生歷練，一樣的思考模式，這就是一個人的「尊嚴」。每個人都擁有不容侵犯的身分或地位——那就是尊嚴。不論是失智症患者、隔壁鄰居、陌生人還是熟人，所有人都是擁有尊嚴的人。

我從小就接觸過許多不同的人，與他們之間深厚的情誼，始終保存在我的內心深處。

我出生於愛知縣東春日井郡（現在的春日井市），由身為銀行員的父親、和藹慈祥的母親養育長大。我的伯父是名醫師，推薦我閱讀野口英世（譯註：日本知名細菌學家、醫師，舊千元紙鈔上的人像）的傳記，從此我便立志當醫生。後來我進入東京慈惠會醫科大學（以下簡稱「慈惠醫大」）就讀，對腦科學和精神醫學產生濃厚的興趣。最終，我接觸到失智症，在從事相關研究與工作後，自己也罹患了失智症。這些人生歷練，造就了今日的我。只有我擁有這樣的經歷，以及像我這樣的人際關係。

每個人都不一樣，人人都是珍貴的個體，並不會因為罹患失智症而失去尊嚴。

有人對此觀點進行了學術研究與推廣，這人是湯姆．基伍（Tom Kitwood）。

湯姆・基伍（一九三七～一九九八年）是英國牧師、心理學家，也是大學教授。一九八〇年代中期，基伍在大學教授心理學，受邀領導失智症的研究，從此全心投入該領域。他被視為失智症照護領域的先驅，且以提倡「以人為本的照護」聞名。一九九八年辭世，享壽六十一歲。

基伍英年早逝，令人相當惋惜。如果他能活得更久一點，我相信他一定會留下更傑出的成就。

以人為本的照護

「person-centred care」翻譯為「以人為本（以人為中心）的照護」。這並不表示對受照護者言聽計從，而是指尊重他的個性，從他的角度出發，提供他需要的照護。

二〇〇〇年，我成為研究失智症照護的高齡者痴呆照護研究．培訓東京中心（現為失智症照護研究培訓東京中心）主任，不僅投入醫療領域，也開始涉足照護的相關研究。當時的失智照護還處於摸索階段，尚未找到眾人共享的指南和理念。那時，我偶然接觸到湯姆．基伍撰寫的"*DEMENTIA RECONSIDERED*"（一九九七年出版）一書，頓時如醍醐灌頂，心想「這就是我要的」！於是決定把這個理念傳播至整個日本。

"*DEMENTIA RECONSIDERED*"已有日文譯本，書名為《認知症のパーソンセンタードケア》（即《失智症以人為本的照護》，Creates Kamogawa 出版）。

儘管多年過去，我依舊認為「以人為本的照護」的重要性絲毫未減。「每個人都不一樣」、「所有人都很珍貴」、「實踐以人為本的照護」……說來容易，但要實際執行卻相當困難。希望大家在與失智症患者相處時，能隨時提醒自己留意這些重點。

笑咪咪的小女孩

關於「以人為本的照護」這個議題，容我再多做一些補充說明。我有一則非常喜歡的故事，那是我在聖瑪麗安娜醫科大學工作時，同事所寫的專欄。我記得內容大致如下：

有個小孩在公園裡走著走著，不小心跌倒而開始放聲大哭。這時，一名年約四歲的小女孩跑了過來。我遠遠看著，以為小女孩想把對方扶起來，沒想她來到小孩身邊後，學他趴在地上，並笑咪咪地看著小孩。原本在哭泣的小孩見狀，也跟著破涕為笑。

過了一會，小女孩說：「我們站起來吧！」小孩回了一聲「好」，也跟著起身，兩人手牽著手一起離開——。

我認為這個小女孩就象徵「以人為本的照護」的本質。她急忙趕向跌倒而正在哭泣的小孩，但並沒有直接伸手把對方扶起來，而是自己也趴在地上，直視小孩的目光，這意味著她與需要協助的人站在相同的視線高度上。接著，小女孩在適當時機，鼓勵對方自己站起來。小孩靠自己的力量起身，內心一定很開心。不隨便伸出援手，也不給予過多的協助，提供充分的時間，耐心等待。尊重個人的自主性，並試著鼓勵對方向前邁進。我一直深切期盼這名小女孩所展現的關愛，終有一天能夠在日本傳播開來。

如今想來，我剛開始接觸失智症時，當年眾人還不知該如何與失智症患者相處，只能把他們關在房裡，或用藥物讓他們冷靜下來。時至今日，我也不敢打包票地說這些做法已全然消失。儘管如此，我依舊深刻地體會到，日本在照護上已經展現了相當大的進步與改善。

日間照護服務

另外，我也想分享自己罹患失智症以後，利用日間服務的體驗。罹患失智症以後，我便開始利用日間服務，在那裡認識了許多人，和他們聊天，讓專人幫我洗澡，讓我長了許多見識。

過去，我經常以醫師的角度，建議病人接受日間照顧或日間服務（譯註：前者英文為 day care，後者為 day service，在台灣習慣合稱為日間照護服務）。

日本於二〇〇〇年四月開始實施介護保險制度（譯註：日文的「介護」，是中文「照護」的意思）。在「介護社會化」的口號下，將過去仰賴家人照顧的高齡者照護，改由社會整體來支持。在介護保險中，日間服務稱為「通所介護」（譯註：日文的通所，意指前往機構），使用者會在白天接受膳食、沐浴、認知功能訓練等照護服務；日間照顧則稱為「通所復健」，提供維持或恢復認知功能的復健服務。

當我的立場反過來時，了解到更多事情。

尤其在接受日間服務時，我最享受的是沐浴服務。工作人員會在浴室幫我清洗身體，全身清爽，非常舒服，讓人有種宛如王公貴族的感覺。我和其他使用者也變成了好朋友。然後，我印象最深刻的是工作人員的熱誠。他們非常了解每一位使用者，一察覺到有什麼需求，會立刻前來關心。使用者離開後，他們會共同開會，周密地研討照護事宜。我看著工作人員用心地與使用者溝通，打從心底認為這個團體訓練相當有素。我深刻體會到日本的照護體系是建立在這群人的努力上，成為當事人以後，更感受到善加利用這些服務的重要性。

機構短期入住

二〇一九年，有生以來，我第一次利用自家附近的自費養老院，體驗了三天兩夜的機構短期入住（short stay）。我和妻子兩人獨自生活，子女都很關心我們，也給予許多幫助，但考慮到太太萬一有什麼突發狀況，決定還是先讓我試試機構短期入住。入住之前，那間自費養老院我曾經去過兩、三次。主要是因為我公開患有失智症以後，曾受邀前往「和所有住民們談話」。我和裡面的工作人員都見過面，所以在利用機構短期入住時，我非常放心，完全沒有任何擔憂。

機構短期入住是一種提供受照護者短期住宿、接受設施支援的服務。居家照護期間，當照顧者因婚喪喜慶等原因需要離家，或照顧者需要喘息時，都可以利用這項服務。在介護保險中，機構短期入住分為兩種，一種是「短期入所生活介護」，短期入住福利機構，接受沐浴、排泄、飲食等日常生活上的照顧；另一種是「短期入所療養介護」，短期入住醫療機構，在護理和醫療管理之下，接受沐浴、排泄、飲食等照護，以及認知功能訓練。不適用介護保險的自費養老院，也有提供機構短期入住服務。

你問我有什麼感想？很好呀！我感受到這裡的員工也都訓練有素，總是能巧妙地引導，激發我積極正向的心情。當他們用開朗的語氣提醒：「長谷川先生，吃飯囉！」或者「體操時間到囉！」會讓我產生「參加好像也不錯」的感覺。在這裡，我再次體會到「嘗試利用服務」的重要性。

但過了一夜我就興起想回家的念頭，卻也是不爭的事實。畢竟，在家的時候，有電話聲響，有人送貨來，有時鄰居來串門子，儘管忙碌，卻也充滿了生活的氣息。

說實話，有時我也會覺得日間服務很無聊，一點都不想去，但這時一想到或許可以讓太太稍微放鬆一下，我通常就會改變主意。

不欺瞞

最後，說到與失智症患者相處的心得，我有一點想特別提醒的是「不欺瞞」。

當我還在醫療現場工作時，經常收到一些諮詢，其中一項是：該如何與當事人溝通，讓他來接受失智症的診斷。我也聽說過有人用欺瞞的手段，騙對方接受檢查，但我堅決反對欺騙，也從未採用過這種方式。欺騙會讓受騙的一方感覺憤怒，還可能惹得他以其人之道，還治其人之身，反騙回去。不了解失智症的人往往會誤以為「反正他得了失智症，應該沒關係」，但事實並非這樣。即使患有失智症，本人還是可以察覺不對勁，感覺自己沒有受到應有的尊重。容我再次提醒，切勿因為失智症，就用有色眼鏡看待對方，請以普通方式與他相處。

我當年看診時，總是讓病患與家屬同時在場。我聽過只與家屬面談的情況，但我不想造成當事人的多慮與猜忌，以為家人和醫師一定是在背後安排住院計畫。不過，有時家屬也會表明有些話不便在當事人面前說，通常這時我會讓患者暫時離席，在候診室稍候，等與家屬談話結束，再請他回座，說明方才的談話內容。這些都是在取得患者同意的情況下進行。

在與患者相處方面，我也從家屬身上學到許多。失智症患者可能會經常反覆詢問同樣的問題。我曾經慰問某位陪同男患者前來的家屬：「太太妳一定很辛苦」，但她笑著說：「我先生以前不愛說話，但他現在經常會問我問題。雖然他老是在問同一件事，但我也只要回覆同一個答案就好，所以很輕鬆。把這當成增加夫妻間的對話互動，就覺得失智症好像也沒那麼糟。」讓我印象非常深刻。

這五十年來，我一直從事失智症的相關工作，從患者和家屬身上學習到許多事。由衷感謝他們，讓我度過了一段豐富時光。

第4章

「長谷川式失智症量表」的制定祕辛

什麼是「長谷川式失智症量表」

這一章要介紹「長谷川式簡易智能評估量表」。這是由我主導研發，用來診斷評估失智症的認知功能檢測工具。

這個量表公布於一九七四年，並於一九九一年發布修訂版。令人欣慰的是，修訂版目前仍受日本全國醫療機關重用。

一九七四年公布的量表，是我與後來榮獲筑波大學名譽教授頭銜的井上勝也教授，以及桃山學院教育大學守屋國光教授等共同研究開發。修訂版的主要成員，則包括現任失智症照護．研究培訓仙台中心主任加藤伸司等人。

初次公布的量表中，問題包括「今天是幾月幾號？」、「今年幾歲？」等個人基本資料，以及一般常識與計算等問題，總計十一題。考慮到受檢者是高齡者，且多半可能有視力老化問題，所以將量表設計成可在短時間內完成，並盡量減少視覺測驗。滿分三十二．五分。三十一分以上為正常，

1974 年公布「長谷川式失智症量表」的問題項目

〈1〉今天是幾月幾日？（或）今天星期幾？
〈2〉這裡是哪裡？
〈3〉今年幾歲？
〈4〉最近發生的某某事是在多久以前？（或）什麼時候發生的事？
〈5〉在哪裡出生？
〈6〉太平洋戰爭何時結束？（或）關東大地震發生在哪一年？
〈7〉一年有多少天？（或）一小時有幾分鐘？
〈8〉日本首相的名字是？
〈9〉請從一百開始依序減七。
〈10〉倒著念數字（請將 6 － 8 － 2，3 － 5 － 2 － 9 倒著念回去）。
〈11〉記憶五件物品（在桌上排列展示牙刷、百元硬幣、小刀、梳子、湯匙等五件物品，之後收起來，詢問展示了哪些東西）。

（滿分：32.5 分。10 分以下為痴呆。）

三十・五～二十二分落在正常與痴呆（當年失智症被稱為「痴呆」）的邊界，二十・五～十・五分為痴呆預備軍，十分以下為痴呆。

然而，自量表完成以來，隨著時間流逝，有些題目顯得不合時宜。

在初版的量表中，包括日本首相名字和太平洋戰爭結束年分等問題，但後來我們認為應該詢問更能反映人類共通特質的題目。因此在編製修訂版時，刪除了初版中的五個問題，包括〈4〉最近發生的某某事是在多久以前，〈5〉出生地，〈6〉戰爭結束年分，〈7〉一年有多少天，以及〈8〉日本首相的名字。

一九九一年修訂

為什麼刪除這五個題目呢？

「最近發生的某某事是在多久以前」這題，可以有效檢測記憶障礙，但要確認答案，必須事先從周圍的人取得相關資訊。「出生地」這題也是，檢查時如果沒有家屬陪同，查證答案會有一定的難度；如果患者獨居，查證更是難上加難。

「戰爭結束年分」這題對老一輩的人來說或許相對簡單，但對年輕一輩的病患，就比較困難了。「一年有多少天」這題，後來我們發現，即使是相對重度的患者也能輕鬆回答，因此診斷的有效性偏低。「日本首相」這題，則是在與其他國家的診斷法進行比較研究時，出現不適當的情形。

基於上述理由，我們果斷地刪除這五個題目。

另一方面，在制定修訂版時，新增了三道題目，每一題都有其目的，例如測量語言的流暢度等等。此外，在修訂版中，我們也盡量將題目簡化，提高問題的品質和精確度，使其超越初版量表。最後，我們希望不僅僅是日本，其他國家也能採用這份量表，於是採用了其他國家也能使用的通用題目。

最後總結定案，制定出一共九題的問題項目，滿分三十分，二十分以下評估為「疑似患有失智症」。

1991 年公布修訂版「長谷川式失智症量表」的問題項目

〈1〉請問您幾歲？

〈2〉今天是哪一年幾月幾日？星期幾？

〈3〉我們現在人在哪裡？

〈4〉請跟著我複誦以下這三個單字，稍後我會再次詢問，所以請好好記住。

1：（a）櫻花　（b）貓　（c）電車

2：（a）梅花　（b）狗　（c）汽車

〈5〉請從一百開始依序減七。

〈6〉我接下來會說幾個數字，請倒著念回去。

（6－8－2，3－5－2－9）

〈7〉請重述剛才記住的三個單字。

〈8〉接下來我會展示五樣物品，過一會兒之後把它們收起來，然後請告訴我，您看到哪些東西。

〈9〉請盡可能說出您知道的蔬菜名稱。

（滿分：30 分。20 分以下有失智症的疑慮。）

修訂版「長谷川式失智症量表」的評分方式

〈1〉請問您幾歲？

（誤差正負兩年以內算答對，得一分。）

〈2〉今天是哪一年幾月幾日？星期幾？

（年月日和星期答對各得一分，年分回答西元也算正確。）

〈3〉我們現在人在哪裡？

（自主回答者得兩分；五秒後給予提示：在家嗎？在醫院？還是在機構？答對者得一分。）

〈4〉請跟著我複誦以下這三個單字，稍候我會再次詢問，所以請好好記住。

（從以下單字列任選一列，並畫圈標記。各得一分。）

1：（a）櫻花　（b）貓　（c）電車

2：（a）梅花　（b）狗　（c）汽車

〈5〉請從一百開始依序減七。

（詢問「一百減七等於多少？再減七的答案是？」每答對一次各得一分。如果第一個答案不正確，即刻中止作答。）

〈6〉我接下來會說幾個數字，請倒著念回去。

（6－8－2，3－5－2－9）

（三位數如果失敗，即刻中止作答。各得一分。）

〈7〉請重述剛才記住的三個單字。

（a）植物　（b）動物　（c）交通工具

（自主回答者，每項各得兩分；如果答不出來，可提供以下提示，答對者每項各得一分。

（a）植物　（b）動物　（c）交通工具

〈8〉接下來我會展示五樣物品，過一會之後把它們收起來，然後請告訴我，您看到哪些東西。

（各得一分。請務必挑選無相關性的物品，例如手錶（或鬧鐘）、鑰匙、香菸、筆、硬幣等等。）

〈9〉請盡可能說出您知道的蔬菜名稱。

（於右邊欄位記錄受檢者回答的蔬菜名稱。中間如有停頓，等待約十秒鐘後若無回應，即刻中止作答。回答少於五種得零分，答六種得一分，七種得兩分，八種得三分，九種得四分，十種得五分。）

（滿分：30 分。20 分以下有失智症的疑慮。）

量表的制定始末

話說回來，當初我為什麼會制定長谷川式失智症量表？

事情的開端，源自我的恩師新福尚武醫師交付給我的任務。新福醫師畢業於九州帝國大學（現稱九州大學）醫學系，他原先任教於鳥取大學，後來在一九六六年受聘於慈惠醫大擔任教授。新福醫師是眾所周知的精神病理學和老年精神醫學權威。

當時我主要治療癲癇，但自從新福醫師到任後，我開始涉足老年精神醫學。當時我在慈惠醫大精神科擔任科主任，因此與新福醫師有諸多接觸。

新福醫師上任後，便開始著手調查東京都內社福機構中，出現失智症症狀的人數。那時，新福醫師對我如此訓誡。

「長谷川，你不應該在昨天和今天做出不一樣的診斷，你必須建立一套診斷評估的標準。」

大概是發生在一九六八年左右的事。當時談及失智症，所處環境與現在大不相同。在那個年代，單憑負責診斷的精神科醫師一句「你得了痴呆症」，診斷就此定案，沒有其他轉圜的餘地。

當時我心想，新福醫師真是給我出了一道難題。失智症是發生在大腦內部的症狀，所以肉眼不可見。儘管如此，我還是必須制定一套簡單的方法，而且這套方法必須實用，不管由誰執行，都能準確「篩選」受試者是否患有失智症。

我嘗試查詢外國的參考資料，但幾乎一無所獲。如今全世界通用的「簡易心智量表（MMSE）」，由美國佛斯坦夫婦等人制定，是一種與長谷川式失智症量表類似的檢查，但該量表公布於一九七五年，比我們的長谷川式失智症量表晚一年。

我百般苦惱地向新福醫師尋求協助，得到的答覆是「思考解決方案是你的工作」。這讓我不禁打從心底佩服，當上教授的人，果然都能言善道。

盡量縮短測驗時間

於是，第一步，我把以往精神科醫師問診時使用的題目逐一條列出來，例如「請問今年幾歲」、「貴姓大名」等等，大多是一些有關個人資訊的隱私問題。

接著，我列出一些成人可能會覺得「被小看」的簡單減法運算題，後來也收納在長谷川式失智症量表的題目中。這些題目簡單到就算被罵「很沒禮貌」也是理所當然，但總之包含這些題目在內，我列出一系列問題，仔細檢視問題內容，進行篩選。篩選時，我主要著重在以下幾個重點。

為了讓體力較差的高齡者也能順利作答，我盡可能縮短測驗時間。根據我們的經驗，很少有老人家能忍受超過三十分鐘的測試，而長時間的測驗就像一場耐力測試，因此，我們認為測驗時間最好不超過二十分鐘。

此外，不像現在，當時的失智症多半是由腦梗塞或腦出血造成，因此必須動手書寫的題目不適合手抖症狀的受試者，所以也避開了需要動手書寫的問題。再者，也有不少高齡者視力衰退，因此也盡量避免視覺測試。

最重要的一點是，我盡量設計一些心智功能正常者可以輕鬆回答，但對失智症患者卻難以作答的題目。

換句話說，我希望設計一套測驗，可以透過多項簡單的題目，找出那些連簡單內容都難以回答的高齡者。

話說回來，精神行為症狀中也包括許多難以量化的病狀，像精神症狀之一的來回走動，稱為「遊走」，造成該行為的原因和理由很多。如果將這種無法量化的病症與可量化的症狀問題放在一起，會讓分數變得更混亂，所以量表中，省略了那些無法量化的內容。

將病症予以量化，受試者可以作答就得一分，反之得零分，並根據問題難度給予「加權」。最後的結果，就如前文所說，設計出滿分三十二．五分，出現小數點以下數值的量表，並將總分十分以下診斷為痴呆。在沒有任何參照範本的情況下制定診斷評估工具，說實話我非常擔心。不過，最終不管由誰執行測驗，都能獲得大致相同的分數，獲得眾人「這份量表十分完善」的一致評鑑。

命名為「長谷川式」的由來

終於完成診斷的「評估工具」後，我在一九七四年發表於專業期刊上。

當時以論文標題〈老人痴呆診斷量表的探討〉（老人の痴呆診査スケールの一検討），由長谷川和夫、井上勝也、守屋國光三人聯名發表。

起初我內心忐忑不安，但後來發現，儘管這是一套極為簡單的檢測法，仍然具有足夠的可信度和有效性，任何人執行都能獲得幾乎一致的結果，我

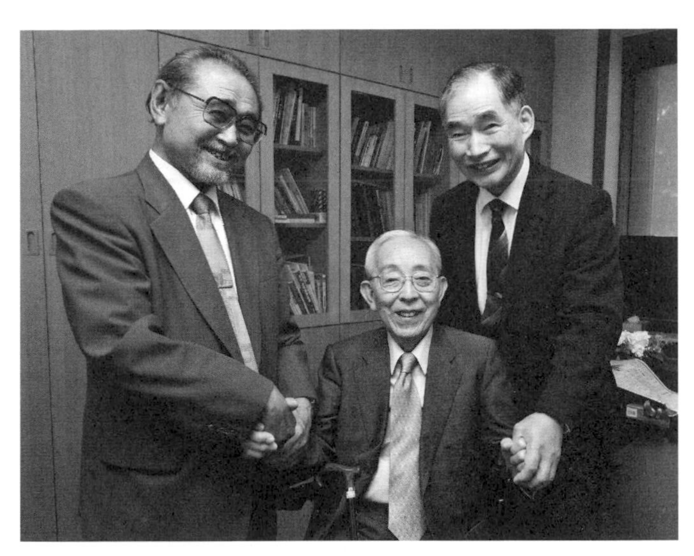

與井上勝也教授（左）和守屋國光教授（右）重聚，露出滿面笑容的長谷川醫師（東京都內某處）。

才鬆了一口氣。後來為了準備在各種場合發表，我們討論到為量表命名的話題。

一九七四年發表量表的當下，我已經成為聖瑪麗安娜醫科大學的教授。

離開慈惠醫大後，我前往當時剛成立的東京都老人綜合研究所（現為東京都健康長壽醫療中心）擔任心理精神醫學部主任，並在一九七三年受聘為聖瑪麗安娜醫科大學教授。然而想當初，我是在慈惠醫大受到新福醫師的啟發而開始制定量表，所以想命名為「慈惠醫大式痴呆診斷量表」。

但是，與我共同研發量表的井上教授與守屋教授等人建議，「既然這是長谷川醫師精心制定的量表，就應該取名為長谷川式」，所以最終決定稱為「長谷川式簡易智能評估量表」。

後來在二〇一八年，相隔數十年以後，我終於又有機會與當時一同制定量表的井上教授和守屋教授會面，聊起當年命名的往事。根據兩位的說法，我當時提議，由於量表是在聖瑪麗安娜醫科大學任教時期完成，所以應該命名為「聖瑪麗安娜式」，但這個名稱太長，「聖瑪式」的簡稱聽起來也不順。而且既然是我制定的量表，就乾脆以我的名字來命名，於是就有了今日長谷川式的名稱。

在我的記憶中，由於是在慈惠醫大時受新福醫師啟發而開始制定量表，所以一心想採用「慈惠式」的名稱，但總而言之，在歷經上述種種討論後，我們最終決定命名為「長谷川式」。

另外，我非常高興時隔多年後，還有機會與井上教授、守屋教授再次相聚，打從心底慶幸自己能活得如此長壽。

順其自然的森田療法

接下來，我想介紹一下自己的專業領域，以及制定長谷川式失智症量表之前的工作與生活。

自從制定長谷川式失智症量表做為診斷評估的工具以來，我便開始投入失智症研究，但我最初的專業領域是癲癇與臨床腦電圖學。一九五三年我從慈惠醫大畢業以後，進入同所大學的精神神經科，學習森田療法和腦電圖學。

森田療法是一種治療精神官能症（焦慮症等）的精神療法，由當時任職於慈惠醫大的已故精神科醫師森田正馬教授於一九二〇年左右創立。其宗旨在於，不刻意消除或控制焦躁或恐懼等情緒，將之視為自然情感，「順其自然」地接納，為所當為的事，追求自我實現。

當時，森田醫師的門生高良武久醫師在大學任職，許多患有人類恐懼症（anthropophobia）的病患前來求醫。高良醫師已然辭世多年，當年，他時常諄諄教誨：「人們總是試圖消除恐懼心，所以才會出問題。順其自然地接受這個症狀，避免內心產生太多糾葛，才是重點。」

年輕時學習的森田療法，至今依舊對我有潛移默化的影響。

留學美國

在學習森田療法和腦電圖學，成為精神科醫師以後，我讀到某位醫師赴美留學的文章，開始興起留學的念頭，當時的我對美國精神科醫療產生了濃厚的興趣。

後來我聽說基督教相關團體有提供美國留學制度，決心放手一搏。因為身為基督徒的我，有資格參加申請。我開始找英文老師，學習英語會話，去電影院特意找英文的西部片觀賞。幾經努力，終於通過考試，成功前往美國留學。

考試還包括英文的聽力測驗。考官會接著念出例如「but」或「bat」等單字，考生必須辨識正確的發音。

雖然困難重重，但總之我通過了考試，得以用住院醫師的身分赴美留學兩年。

一九五六年夏天，我搭船離開日本，行經夏威夷，航行大約二週的時間，終於抵達舊金山，接著搭火車前往華盛頓特區。那時的匯率，一美元兌換三百六十圓日幣。

我在美國的第一個留學地點，是華盛頓特區的聖伊麗莎白醫院。雖然我早有耳聞那是一間歷史悠久，由聯邦政府設立的精神病醫院，但得知總床數超過七千張時，還是相當吃驚。就連查房，也得開車在醫療大樓間巡迴。

在聖伊麗莎白醫院期間，我還在專門收治有犯罪記錄的精神障礙者大樓接受培訓，當時的性侵犯會由專科醫師進行精神分析療法。聖伊麗莎白醫院收治了來自全美各地難以診療和處理的病患。在那裡，有一處名為霍華廳（Howard Hall）的特殊建築，四周圍繞著水泥高牆。

當時美國禁止同性戀，然而許多來自全美各地的同性戀者和戀童癖者都聚集在此。回到日本後，我寫了一篇有關日美兩國性侵犯的比較論文。

非語言溝通

美國留學雖然辛苦，但確實獲益匪淺，然而最讓我倍受挫折的是英文這個語言問題。

雖然我在日本非常努力學英文，但當我真正開始在聖伊麗莎白醫院工作以後，卻聽不懂患者說的話，也不懂護理人員想表達的意思。我唯一能理解的，是關係較親近的醫生同仁的英文。因為實在太痛苦，我感覺自己快要崩潰，再也撐不下去，於是到了第三個月，我決定找指導醫師商量。

我劈頭訴苦：「我英文不好，很想放棄。我明明是精神科醫師，卻聽不懂別人說的話，根本做不下去，我想要回日本。」指導醫師開導我說：「人與人之間的溝通，並非只能靠語言，還可以透過其他媒介溝通，這就是所謂『非語言溝通』。你再加把勁，堅持一下。」

他還鼓勵我：「況且我沒聽到任何人投訴，你做得很好。」

聽完他這番話，我決定再努力一試。一段時間後，神奇的是我發現自己開始能理解對方談話的內容。語言障礙降低，溝通變得更順暢了。

人與人之間的溝通，確實有許多方式，比如搭個肩膀或眼神的接觸。語言以外的互動，有時會產生巨大的信任感，帶來心靈上的交流。在與失智症患者建立關係時，非語言溝通也非常有幫助。

我非常喜歡美國帶給我的這些體驗。之於美國，我喜歡的地方非常多，其中最讓我印象深刻的是他們清楚表達自己意見的特質。美國人總是有話直說，能夠直接體驗到這種溝通方式，讓我的後半人生受益無窮。

看到腦電圖，大為興奮

為期兩年的美國留學，最後半年我前往馬里蘭州巴爾的摩，在約翰．霍普金斯大學附設醫院中度過。我在那裡的神經外科接受了臨床腦電圖的培訓，深入學習腦電圖學的所有相關知識。透過設置在頭皮上的電極和腦電波儀，記錄大腦瞬時的電位變化。能夠用肉眼觀察大腦活動，讓我既興奮又震撼。我深信這對癲癇和腦腫瘤的診斷一定大有助益，全神貫注學習。

結束留學後，我回到慈惠醫大的精神科，之後又過了兩年，我再次動身前往美國留學，但這次我不去美國東岸，改去西岸。確切地點是加利福尼亞大學舊金山分校附屬醫院，我以客座講師的身分，受邀前往任職兩年，主要研究腦電圖診斷。回國後，我返回慈惠醫大，在精神神經科擔任講師，並開始治療癲癇。爾後，在此遇見我的人生導師新福尚武醫師，迎來了一場「命運的相遇」。

另一場人生相遇

說到「命運的相遇」，我在第二次出國留學前，舉辦了婚禮，對方是我相識已久的女性。

婚禮辦在東京都內飯店，邀請我生命中的另一位恩師高良武久醫師與其夫人富女士擔任媒人。高良夫人是非常知名的女性政治家。

高良富（一八九六～一九九三年）是日本的婦女運動家、和平運動家、政治家。她畢業於日本女子大學英文科，在哥倫比亞大學與約翰・霍普金斯大學攻讀心理學。回國後在其母校日本女子大學擔任教授，與後來榮獲慈惠醫大名譽教授的精神科醫師高良武久結婚。一九四七年，高良富參加第一屆參議院議員普通選舉，一舉當選，任兩屆參議員（全國選區），並在一九五三年成立的日本婦女團體聯合會擔任副理事長。

我三十一歲結婚時，太太瑞子正值二十一歲。那時她還是一名學生，就讀武藏野音樂大學，主修鋼琴。

我們很久以前就認識，那時我太太還是一名小學生。由於我們兩家住在附近，又都是基督徒，所以我們是在教會的主日學上認識的。

有一天，主日學談到上帝無時無刻都注視著我們，小小年紀的瑞子抬起頭看向上方，我猜她大概在尋找上帝的身影。那天真直率的反應，讓我覺得她很可愛，但當時的我萬萬沒有想到，未來她會成為我的妻子。

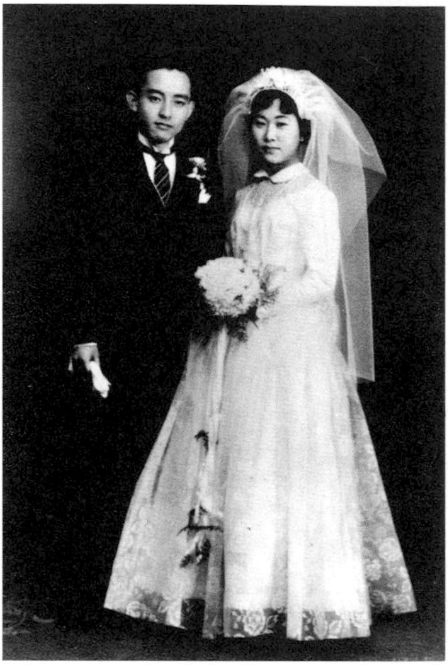

共結連理的長谷川醫師與瑞子夫人

婚後我先出發前往舊金山，太太則是等大學畢業，大約半年後才來美國與我會合。話說金門大橋真的非常壯觀，令人驚嘆。之後太太懷孕，為了迎接女兒的到來，她提早半年返回日本。

太太是個堅強、認真且開朗的人。真要我說，我承認自己是個妻管嚴。畢竟太太掌管家中財政大權，一切都在她的掌控之中。我不過去個咖啡廳或理髮院，她就會立刻開始找人。附近當地的居民也都很熱心，「長谷川先生已經離開囉！」都會主動提供各種消息給太太。

我能有今天，全是太太的功勞，她真的很能幹。太太要是比我早走，我應該會過得很悽慘。唯獨這一點，但求上帝慈悲，能讓我早一步離開。

測驗項目代表的意義

讓我們回過頭來談談長谷川式失智症量表。量表修訂後，內容總計九道題目。每道題目都有其各自的含義與作用，用以判斷是否罹患失智症。接下來讓我逐項簡單介紹。

問題〈1〉（請問您幾歲？）在檢測記憶功能；問題〈2〉（今天是哪一年幾月幾日？星期幾？）在檢測時間定向力。定向力是指正確辨識時間、地點和各種相關環境事物的認知功能。問題〈3〉（我們現在人在哪裡？）在檢測地點定向力；問題〈4〉（請跟著我複誦以下這三個單字，稍後我會再次詢問，所以請好好記住。）在檢測立即再現功能。「立即再現」意指當場複述聽到的話語。

問題〈5〉（請從一百開始依序減七。）在檢測計算力與注意力；問題〈6〉（我接下來會說幾個數字，請倒著念回去。）在檢測記憶力與注意力；

問題〈7〉（請重述剛才記住的三個單字。）在檢測延遲再現功能。有別於立即再現功能，延遲再現是稍後複述回想聽到的話語。問題〈8〉（接下來我會展示五樣物品，過一會兒之後把它們收起來，然後請告訴我，您看到哪些東西。）在檢測記憶編碼（encoding）。記憶編碼是人類將訊息轉化成記憶的第一個階段，藉此記憶所學的事物和經歷。問題〈9〉（請盡可能說出您知道的蔬菜名稱。）在檢測語言的流暢度，也就是用以觀察受試者說話是否流利、毫無阻礙。

「九十三減七」是錯誤指示

我希望利用長谷川式失智症量表的醫療人員能夠理解，為什麼會有這些題目，以及每個題目的含義。舉個例子，例如第五題詢問「請從一百開始依序減七」的題目。為什麼設定為「七」？因為減法中，三的計算很簡單，五又太過容易，所以設定為七。

此外，我聽說有醫療人員在詢問「請從一百開始依序減七」的過程中，得到病患回答「九十三」後，緊接著指示「請用九十三再減七」，然而這是錯誤的指示。正確說法是「再減七是多少」。因為這題的用意在於，要求受試者同時完成兩項任務：記住九十三的數字，以及進行減法運算。檢測人員要觀察的是計算力與注意力這兩方面。

失智症會導致注意力難以集中，也很難進行注意力的分配。烹飪和家事是需要同時處理多項任務的複雜工作，失智症會使這些處理變得更加困難。比如失智症患者很難一邊燉煮料理，同時一邊煎烤魚。我希望相關人員能在充分理解這些含義的情況下進行測試。

而「延遲再現」所要求的，是一段時間後能記憶多少資訊的短期記憶力，失智症患者通常較難回答，一般被視為阿茲海默症特有的徵兆。要求受試者盡量舉出已知蔬菜名稱的問題，用意在觀察其語言的流暢度。通常失智症患者大多能舉出五種蔬菜，所以這題重點在於，受試者能否提供超過五種以上的答案。誠如以上，每個題目都有其重要的意義所在。

「懇切」的態度

執行測驗時，有幾點注意事項，其中最重要的一點是，施測人員應保持「懇切」的態度。試題中包含了簡單的心算這些可能傷及病患自尊的題目，因此我希望施測人員在提問時，盡量慎重有禮，維持懇切的態度。

此外，僅根據量表檢查就判斷受試者是否罹患失智症，或決定其嚴重程度，是相當危險的做法。教育程度較高的人可能會獲得較高分數，認知功能正常的人，有時也可能因精神狀態低落而失常取得低分。兩個不同受試者在測試中獲得同樣分數，但錯在不同題目的情況也十分常見，所以需要仔細檢視答案的內容。

失智症的檢查，其他還包括影像診斷與問診。追根究柢，失智症是一種「日常活動的障礙」，因此，透過熟知當事人的家屬或照顧者等相關人員的描述，了解本人的生活狀況，進行綜合診斷，比任何事都來得重要。

嚴厲又和藹的恩師

在這一章的最後，我想和各位聊聊要求我制定長谷川式失智症量表，後來成為我人生恩師的新福醫師的生平。

新福醫師出生於鹿兒島縣。他不是那種思想呆板的研究家，而是豁達開朗的運動員性格，尤其熱愛棒球。不過，新福醫師總是擺出盛氣凌人的架式。他剛到慈惠醫大時，渾身充滿立志要做大事的企圖心，所以醫務人員都深感畏懼，不太敢接近他。而且新福醫師說話態度強硬，對工作的要求十分嚴格。其實我也很怕他。坦白說，剛開始我有點討厭這個人，但因為我是科主任，必須陪伴在他身邊。為了充當新福醫師與醫務人員之間的溝通橋梁，經常是他走到哪、我就跟到哪。

醫師前往東北地區的醫院參觀時，我也是全程陪伴。雖然工作很辛苦，但我從他身上學到了許多東西。雖說是「學」，但並不是像「長谷川看好了，要這樣做！」這樣由新福醫師手把手地親自教導，而是我從醫師的背後觀察，偷偷學習他的技術和思維。

有一次，新福醫師在慈惠醫大的所在地愛宕山（東京都港區）有一場講座，為當地居民演說，當時我也陪同出席。新福醫師在上台演講前，瞄了我一眼。那時他臉上的表情看似尷尬，又像是苦笑，總之一言難盡。我還是第一次看到新福醫師露出那樣的神情。

那場演講的對象是當地居民，所以內容不像對我們講課時那樣艱澀，他特地用通俗易懂的方式，向一般民眾講解。被學生看到自己有別於平日的一面，身為老師，我猜他大概有點難為情。看著新福醫師臉上掛著難以言喻的笑容，我頓時覺得他倍感親切，心想這人其實是個大好人。

我是由新福醫師栽培出來的，對我而言，真正的恩師當然是新福醫師。我能在工作上取得成就，追根究柢是因為新福醫師指示我制定長谷川式失智症量表。我由衷感激有幸遇見這位生命中的貴人。

第5章

失智症的歷史

走遍全國進行普查

在研發失智症診斷評估工具的長谷川式失智症量表時，我做了許多調查。例如我調查了東京都內十間養老院收容了哪些精神障礙患者，並對全國大約九百家機構實施問卷調查，研究全國百歲以上人瑞，探討老化對智力功能的影響，以及其他研發中量表的有效性。

由新福尚武（慈惠醫大精神神經科教室教授，社會精神醫學研究所所長）、長谷川和夫（慈惠醫大精神神經科教室副教授，社會精神醫學研究所副所長）、武內貞子（社會精神醫學研究所所員）三名聯合發表的論文「全國機構老人精神醫學實況調查」（一九六九年，社會精神醫學研究所紀要）中，如此闡述。

「根據厚生省統計，若將六十歲以上定義為老人，我國老年人口比例，已從昭和三十年（一九五五年）的八・一%（七百二十四萬人），昭和四十年（一九六五年）的九・七%（九百五十二萬人），增長至今年昭和四十四年（一九六九年）十・三%（一千零三十九萬人）。此外，預計昭和六十年（一九八五年）將增加到十四%（一千六百七十四萬人），昭和七十年（一九九五年）為十八%（二千二百四十七萬人），超越目前世界老化程度最顯著的法國與英國水平。

老年人口的增加，也為精神醫學領域帶來重要議題。換句話說，隨著老年人口增加，以及社會經濟環境隨文明進步而產生的急遽變化，都會導致老年期精神疾病增加，這種趨勢在未來也勢必越來越顯著。

然而，日本對於老人精神疾病的相關研究資料極為匱乏，且幾乎不見全國性的現況調查。

這種現象主要可歸咎於以下幾點問題：時至今日，在精神醫學領域中，老年精神醫學仍是一塊未開發的黑暗領域；老年精神疾病本身也尚未建立明確的分類；此外，老人精神功能的評估，容易受到判斷者的立場影響。」

在此期間，我收到東京都的委託，希望我調查「都內家庭中有多少失智高齡者」。時值一九七三年春天。

當時我已經決定接任聖瑪麗安娜醫科大學教授的職位，但上任前，我收到東京都老人綜合研究所短期工作的邀請。上述的委託調查，便是此時指派的任務。

當時的東京都知事，是以改革聞名的美濃部亮吉。據說東京都在發出委託的前一年，由於作家有吉佐和子的小說《恍惚的人》大受歡迎，使得官員們經常在議會上被質詢東京都的實際情況。

日本於一九七〇年步入「高齡化社會」，六十五歲以上人口比例超過七%（超過十四%定義為「高齡社會」，日本於一九九四年成為高齡社會）。

一九七二年出版的《恍惚的人》銷售火熱，後來還被改拍成電影。

小說描述一名身為家庭主婦的媳婦在照護失智症公公的過程中，所面臨到的困境。透過照護家屬的角度，揭示日本政府把照護全丟給家屬處理，在相關福利政策上的不足。該作品在日本剛邁入高齡化社會的當下，便敏銳地捕捉到日本當前所面臨的各種挑戰，並凸顯失智症不僅是家庭問題，更是社會重要的課題，因而受到眾人高度評價。

然而，亦有人指出，由於「恍惚的人」一詞風行一時，導致「失智症患者＝什麼都不懂、很可怕」的錯誤形象廣為流傳。另外，《恍惚的人》僅從照護者角度描繪失智症，完全不見患者本人（當事人）的觀點。

儘管這本小說提高了社會對失智症的關注，但由於國家一時難以應對，決定優先推動「臥床老人」的相應政策。直到一九八〇年代後期，才正視失智症進而展開舉措。

實際上，我是在一九七三年成為聖瑪麗安娜醫科大學教授以後，才正式啟動這項調查。我們先從東京都內六十五歲以上居民，隨機選出五千人進行調查，再從中縮小研究對象的範圍。

最後，我們篩選出近六百名人選，由醫師與心理專家組成團隊，帶著公布前的長谷川式失智症量表的調查單、血壓計，以及做為謝禮的床單等用品，根據研究名單，挨家挨戶地拜訪各個家庭。

到府拜訪後，我才真正了解病患的狀況。在醫院，每個人都穿戴整齊，神態自若，但在家中，情況截然不同。

在某個農家，有名失智症患者被關在馬廄旁的倉庫內，不斷地發出吶喊聲。他的身體十分硬朗，沒有臥病在床。類似的情況，我遇見了好多次。

也有的家庭，失智症患者臥床不起，獨自一人，無人照顧，身旁只擺了飯糰。還有人睡得滿身大汗，房內開著暖爐，即使我勸告家屬，讓患者睡在這麼熱的房間，可能會引發脫水症狀，家屬也堅持表示，這麼做都是為了不讓病患感冒，甚至還幫他蓋上厚厚的棉被。

雖然地點不是位在東京都內，但也有的家庭會讓失智症患者獨自一人待在家中。患者就在院子裡走來走去，等待外出工作的女兒回家，家人也只幫他留了一份午餐便當和橘子。另外，我也曾經在家庭訪問時，被家屬緊抓著不放：「醫生，求求你想想辦法。你看他這麼嚴重！」

透過實際訪查，我目睹了許多在醫院裡看不到的真實面。我想，正因為有這樣的經驗，後來我才能深刻體會居家照護與個別化照護的重要性。所謂個別化照護，是根據每個病患的狀態，提供相應的照顧。

即便如此，當時的失智症患者真的過得很悽慘，被人當作「沒有用處的人」、「一家之恥」，在家也被人忽視，或是被隔離在另一個房間。

當家裡沒有人可以照顧時，他們會被送去精神科醫院或老人醫院。但因為醫療上沒有治癒的希望，所以患者也只是被人綁手束腰地束縛在床上。

那個年代的做法，就只有隔離、監禁與管束。

家庭協會

後來，我在聖瑪麗安娜醫科大學開辦門診診療，有許多失智症患者前來看診。那時，社會與政治都開始意識到，必須認真看待失智症，否則將出現嚴重問題。

京都於一九八〇年成立家庭協會，當時稱為「關懷痴呆老人家庭協會」（現稱「失智症病友與家庭協會」，總部位於京都市）。那時，我經常出國參加學術會議。在大型學術會議上，時常可見來自各國的家庭協會成員出席會議，然而日本的家庭協會並未現身。其他國家大多是家庭協會代表與專科醫師結伴參加，所以後來我將這個訊息傳達給京都家庭協會。

在那之後，我開始與家庭協會密切往來，二〇〇四年國際阿茲海默症協會於日本召開的國際會議中，我也以大會組織委員主席身分參與其中。

儘管如此，在一九七〇、八〇年代，當時的普遍情況是，如果家人患有失智症，也絕不能告訴任何人，更不用說附近鄰里居民。我相信不僅是當事人，家屬也過得十分艱難。那個時代沒有可以治療的藥物，醫療無法提供實質幫助，在護理方面，也完全不清楚該如何照顧病患。

一九八六年，厚生省（現為厚生勞動省）內部終於成立「痴呆性老人對策推進總部」。當時，由保健醫療局企劃課副課長中村秀一（現為國際醫療福祉大學教授）接任對策推進總部事務局負責人的工作。對於那個時代，中村教授如此回憶。

厚生省開始重視失智症對策，是在一九七二年，那時正好是有吉佐和子的小說《恍惚的人》成為暢銷書的時候。國民開始意識到痴呆問題的嚴重性，政府當局也有相同的認知。當時，東京都正值美濃部都政的鼎盛時期，掀起了充實老人福利政策的熱潮。

然而，儘管意識到必須對失智症患者採取相應措施，我們卻無計可施。說實話，那時我們並不了解失智症。最終，政府決定優先處理臥床失能老人的問題，一籌莫展的失智症對策就此暫且擱置。在《恍惚的人》出版約十五年後，厚生省內部終於察覺這方面的措施已然落後，必須儘快採取行動，於是有人建議成立對策推進總部。這便是痴呆性老人對策推進總部成立的始末。

在此之前，就連厚生省內部也沒有人聽過「阿茲海默」一詞，可見當時政府確實在「痴呆老人的施政措施明顯落後」。當時，做為統籌的事務局，我認為我們必須先加強失智症的相關知識。正巧，那時厚生省收到熊本縣精神科醫院的請託，院方完成治療失智症患者的相關紀錄片，希望我們能為電影背書。紀錄片名為《痴呆老人的世界》，由羽田澄子執導。我心想厚生省內部也需要一場啟蒙教育，因而舉行了試映會。那部電影拍得非常好，極具參考價值。於是，我們一面學習，一面思考相應對策。

總部實際採取的行動，包括召開專家會議、估算失智症的發生率等等。當時居家失智高齡者的發生率占高齡者人口四．八％。並進行未來推估，預測「昭和九〇年

（二〇一五年）將達一百八十五萬人」。此外，由於當時對失智症患者有各種稱呼，比如「老番癲」、「痴呆老人」，因此有人建議至少統一名稱。最後，我們決定統一稱為「痴呆性高齡者」。雖然後來「痴呆」這個稱呼本身成為問題，只不過當時我們還沒有意識到。

召開國際老年精神醫學會會議

自從一九七三年成為聖瑪麗安娜醫科大學的教授以來，我便經常參加國際會議和海外的學術會議。由於工作繁忙，導致與家人相處的時間減少，但我還是很努力地與家人維持聯繫。孩子生日時，如果我人在國外，哪怕稍微遲到，我也一定會透過航空郵件，寄卡片祝福小孩生日快樂。

當時十三歲的大女兒，用畫有可愛插畫的信紙寫了一封信給我。她在信中寫道：「爸爸加油！爸爸不要認輸！爸爸不要氣餒！爸爸堅持下去！奔跑吧爸爸！」收到信我真的很高興，受到很大的鼓舞，這封信現在依舊是我珍藏的寶物。不過想當然耳，最後大女兒也不忘提醒一句「要買禮物回來喔～」。

這段插曲發生在一九八五年，那時我在瑞士參加集會。這場集會的主要目的，在討論國際老年精神醫學會第四屆國際會議的舉辦地點。

國際老年精神醫學會第一屆會議在一九八二年於埃及舉行，第二屆在一九八五年於瑞典召開，第三屆在一九八七年，會議地點位在美國。

在多個國家表示舉辦意願的情況下，一名德國學者提議：「亞洲還沒辦過，不如就在日本舉行吧？」並且突如其來地點到我的名字。

「咦？怎麼辦？」

當時的日本尚未成立老年精神醫學學會，在這種情況下，日本有能力承辦國際會議嗎？我一時拿不定主意，但這次如果婉拒，下次不知道要等到何時才會輪到日本主辦。

「沒問題。」

我立刻回答，就此決定於日本舉辦第四屆國際會議。

我心想：接下來要開始忙碌了。回到日本後，我聯絡當時於大阪大學任教的已故西村健教授，找他商量，表示我必須先成立日本學會，但不知如何是好。西村教授當場表示：「我們一起努力。」讓我覺得就像得到百萬盟友支持一樣，信心倍增。於是我們以研究會的形式，成立日本老年精神醫學會，召開第一次會議，為舉辦國際會議整頓籌備計畫。

一九八九年九月，第四屆國際老年精神醫學學會於東京新宿某間飯店舉行。

我擔任會議主席。直到會議前夕，我始終忐忑不安，擔心這麼遙遠的海島異國，究竟會有多少研究員願意遠道前來？會議能否順利舉行？不過，當時海外知名精神科醫師紛紛出席會議，在總計約七百五十名出席者中，有三至四成來自國外。

制定簡易心智量表（ＭＭＳＥ）的美國佛斯坦醫師也來到日本，讓我有幸與其加深友誼。ＭＭＳＥ量表比長谷川式失智症量表晚一年公布，如今已是全球通行的失智症診斷量表。多虧各界人士鼎力相助，促使大會成功，讓這次在日本舉辦的會議變得更有意義。

在日本精神醫學歷史中首次舉辦的國際會議，成為當時熱門話題。這項創舉之所以能夠實現，全來自人與人之間的聯繫。這件事讓我切身體會到，人際關係、機運與當機立斷的重要性。

啟動介護保險

就在我於日本與國外之間往來奔波的同時，如第4章中所說，我在一九九一年公布了「修訂版長谷川式簡易智能評估量表（HDS-R）」。為了盡量減少問題數量，從原本的十一題精簡到九題，我在問題的選定上猶豫不決，也因此耗費不少時間。

共同制定量表的加藤伸司教授，也多次催促我：「醫生，快點決定題目吧！」

有次我應邀在某場研討會中演講，會上主持人詢問：「我聽說長谷川式失智症量表將進行修改，請問預計會有哪些變動呢？」記得當下我臨場反應回答「商業機密不可說」，還引來全場哄堂大笑。

我在一九九三年接任聖瑪麗安娜醫科大學校長，一九九九年擔任副理事長一職。

回顧失智症照護，二〇〇〇年實施的介護保險制度，我認為是一個非常重要的里程碑。這個制度明確指出，高齡者照護不僅是家庭問題，同時也是社會整體的問題，也就是所謂「介護（照護）社會化」。介護保險制度啟動的那一年，日本也開始實施「成年後見制度」（成年監護制度）。

介護保險制度於二〇〇〇年四月啟動，成為繼年金保險、醫療保險之後的另一項公共社會保險制度。四十歲以上國民必須繳納介護保險費，原則上六十五歲以上經認定須接受介護者，都可利用介護服務，包括特別養護老人之家等設施服務，以及居家服務（Home Help Service）等到府服務。「團體家屋」提供小規模的失智高齡者，在如同家庭環境下共同生活，被視為失智症照護的最大王牌。

剛開始（二〇〇〇年四月），介護服務的使用者有一百四十九萬人，到了二〇一八年四月，增長為四百七十四萬人，增加了約三・二倍，介護保險制度已經成為高齡者照護中不可或缺的一部分。

成年後見制度也在同一時期啟動。成年後見制度，是對於失智症、智力障礙、精神障礙等沒有足夠判斷能力者，由後見人（監護人）等保護其財產和權利，提供生活支援的體制。制度啟動之初，介護保險制度與成年後見制度被喻為「車子的兩個輪子」，相輔相成。

隨著高齡化的趨勢，失智症人口不斷增加，極需培育照護人員，因此政府分別於東京、仙台、大府（愛知縣）三地，設立失智症照護專科中心。我也在二〇〇〇年接任東京中心主任，開始培育該領域的未來領導人。

「痴呆」是一種歧視

記得那是二〇〇四年春天。在失智症照護中心三位主任的集會上，大府中心主任對「痴呆」一詞提出疑義。當時不論在醫療現場還是公部門用語，都很自然地使用「痴呆」二字。然而，據說在推動預防痴呆的宣傳中，遭到市民駁斥：「真沒禮貌。我才不想參加這麼侮辱人的活動。」

雖然我們從來沒有歧視的意思，但說起來，確實不是個恰當的言詞。為了改變這個情況，我們三人決定以中心主任的名義聯名，向厚生勞動大臣陳情修改稱呼。為此，厚生勞動省成立委員會，研討取代痴呆一詞的用語，而我也以委員身分參加討論。第一次集會於二〇〇四年六月召開。

痴呆不僅僅是醫學或公部門行政上的用語，也做為一般詞彙廣泛使用，但隨著高齡化進展，帶有「白痴」、「笨蛋」等羞辱性質的貶義詞不合時宜，因此政府決定召開研討會，變更用語。最後遴選出七人擔任「探討『痴呆』替代用語研討會」

委員，分別是井部俊子（聖路加看護大校長）、高久史麿（自治醫科大校長，日本醫學會會長）、高島俊男（散文作家）、辰濃和男（日本散文俱樂部執行董事）、野中博（日本醫師會常務董事）、長谷川和夫（高齡者痴呆介護研究．培訓東京中心主任、聖瑪麗安娜醫科大學理事長）及堀田力（SAWAYAKA 福祉財團理事長）等人（人名按五十音順序排列，省略敬稱，頭銜皆為當時職稱）。

根據厚生勞動省調查痴呆一詞由來的資料顯示，在明治初期（約十九世紀晚期）的醫學術語集《醫語類聚》中指出，失智症的英文「Dementia」被翻譯為「一種瘋狂狀態」，後來也出現「痴狂」、「瘋癲」、「痴呆」等譯詞，到了明治末期，日本精神醫學權威吳秀三基於避免「狂」字的觀點，提倡使用「痴呆」，於是就此定案。然而，「痴」有「愚蠢」、「痴狂」的意思，「呆」有「呆愚」、「發楞」等含義，痴呆則是一種與「白痴、笨蛋」意思相通的貶義詞，因此二〇〇四年，日本政府決定由國家出面進行修改。

最好是三個字

我們考量的重點在於：能讓一般大眾易於了解，且不會令人感覺不悅或被冒犯。我們也向公眾實施意見調查，並回收六千多份回應，由此可見這個議題備受關注。

國民的意見調查結果如下：

當「痴呆」做為一般用語或公部門用語使用時，五十六・二%民眾「感覺」不悅或遭受輕視，三十六・八%民眾表示「沒有感覺」。

在醫院等場合做為診斷或疾病名稱使用時，四十八・九%民眾對「痴呆」一詞「感覺」不悅或受輕視，四十三・五%民眾表示「沒有感覺」。

從六個候選名單中選出一個名詞替代「痴呆」的問答中，得票數結果如下：「認知障礙」（一千一百一十八人，二十二・六%）、「認知症」（九百一十三人，十八・四%）、「記憶障礙」（六百七十四人，十三・六%）、「阿茲海默（症）」

（五百六十七人，十一・四％）、「記憶衰退症」（五百六十二人，十一・三％）、「記憶症」（三百七十人，七・五％）。

同年十二月，研討會彙整了一份報告，指出「認知症」（失智症的日文）一詞最合適，並列舉以下四個理由：

①在國民的意見調查中，「認知障礙」得票最高，但另一方面，考慮到與亞軍的「認知症」差異不大，此外在自由填寫欄位中，民眾也提出了許多包含「認知」二字的詞彙，由此可以認定「認知」相關用語的支持度最高。

②在精神醫學領域，「認知障礙」一直以來便有許多種用法，若將其套用「痴呆」的字義，列為新用語使用，恐造成不必要的混淆。另一方面，「認知症」是新詞彙，因此不存在混淆的風險。

③雖然一般用語、公部門用語和醫學術語可以單獨存在，但我們希望盡可能統一用詞。就醫學術語來看，採用「認知症」的機率比「認知障礙」更高。

④「〇〇障礙」一詞給人的印象是症狀固定不變，然而就痴呆而言，儘管部分症狀可以治癒或維持穩定，但在多數情況下，症狀是漸進式發展而非固定，因此障礙二字存在與實際情況不符的一面。

此外，研討會的報告書中還提到，不僅需要宣傳用語的變更，還必須努力消除人們對失智症的誤解和偏見。

儘管也有意見表示「認知症」聽起來不像日文，或質疑決定得太過倉促，但我個人認為「認知症」是一個很好的決定。痴呆是兩個字，如果改成四個字，就有點太長。取中間數三個字的話，簡短又易懂。既然是認知功能受損，我覺得認知症是不錯的選擇，所以事先請教了其他專科醫師和教授的意見，詢問大家「認知症這個詞如何？」一致獲得贊成的回應，於是最後予以採納。自從十二月底報告書出爐以來，如今認知症已取代痴呆一詞全面普及。

京都國際會議

談起失智症照護，二〇〇四年是個令人難忘的一年。這不僅是因為病狀名稱的正名，也因為那一年的十月，失智症患者本人於京都召開的國際阿茲海默症協會第二十屆國際會議中，在眾人面前上台演說。

會議由「國際阿茲海默症協會」（總部位於倫敦）及其組織會員日本「關懷痴呆老人家庭協會（現稱失智症病友與家庭協會）」聯合主辦。家庭協會成立於一九八〇年，當時對失智症的誤解和偏見還相當嚴重。長久以來，協會推行了各項活動，包括為了照護上遭遇困難的家屬舉辦交流和電話諮詢、發行會報、致力推廣宣導對失智症的理解、調查研究，以及向政府提出陳情等等。

隨著失智症人口增加，各國間的資訊交流顯得極為重要。在「關懷痴呆老人家庭協會」的努力下，國際阿茲海默症協會首次在日本召開國際會議，那時決定由我接任京都國際會議的組織委員主席。

不知會有多少人到場參加此次的國際會議？當天，我帶著忐忑不安的心來到會場，發現等待會議開幕的人，比我預期中的多上許多。

在為期三天的國際會議中，最令人印象深刻的，莫過於失智症患者本人以真實姓名且露臉的方式，在眾人面前分享自己的故事，這在當時是一件破天荒的事。我心中不禁感慨，我們終於從那個隔離、監禁與管束的時代，走到今天。

上台演講者，是當時五十七歲的越智俊二先生，福岡縣人。他說：「自從我的記憶力開始衰退，已經十年了。我對於自己生病這件事，感到非常不甘心。如果有一天發明出藥物，可以治好我的病，我想要重回職場工作。我想報答我的妻子，感謝她這些年來的辛勞與付出。」博得全場熱烈的掌聲。

居住在澳洲的克莉斯汀．布萊登（Christine Bryden）女士是傳達當事人心聲的先驅。這次她也和先生保羅．布萊登（Paul Bryden）一同來到日本，在會議上演講：「我們的事，都應該讓我們參與。」(Nothing about us, without us.)

克莉斯汀原為澳洲政府官員，一九九五年被診斷出失智症，當時她四十六歲。在徹底絕望後，她高聲呼籲，即使患有失智症，也應該得到他人尊敬，保有應有的尊嚴，改變了世人的看法。

靈性照顧

長谷川醫師在某次採訪中，曾如此談及布萊登女士。

「她有兩本著作被翻譯成日文，第一本日文譯本書名是《私は誰になっていくの？》（中譯：我將變成什麼樣的人？），原文書名 *"Who will I be when I die?"*（中譯：我死的時候會是誰？）。多年後出版的第二本日文譯本為《私は私になっていく》（中譯：我將成為我自己），原文書名為 *"Dancing with Dementia: My Story of Living Positively with Dementia"*（中譯：與失智症共舞——我與失智症積極生活的故事）。從日文書名可以看出，在第一本著作中，作者非常害怕自己失去自我認同（identity）。

她的擔憂，情有可原。認知功能位於大腦表層，是一種由父母管教、學校教育及社會經驗等長年累月的輸入所塑造出的集合體。在這層「認知腦」的下方，有另一層掌管喜怒哀樂的「情感腦」；而在更底下，有一個包含個人特質的腦，那就是人的核心。阿茲海默症首先會失去最上層「認知腦」的功能，然後是「情感腦」逐漸毀損。

布萊登女士擔心最終連情感都受損，不知自己未來將去向何方，充滿焦慮。然而，她在撰寫第二本書時，這些擔憂已然消失，她開始相信自己的大腦終將成為最具自我特質的大腦：「我正走在回歸最真實自我的旅程上。」她還說：「所以，請成為我的支柱。」我這才意識到，支持一個人內心最深處、最真實的自我——也就是他個人存在的本質，就是一種靈性照顧（spiritual care）。如果不是在失智症與照護領域工作，我可能不會察覺到這方面的重要性。

（摘錄自《更多知性美．R》二〇〇八年二月刊）

持續前進的日本政策

對我來說，二〇〇五年也是難忘的一年。那一年，天皇陛下與皇后陛下（現為上皇與上皇后）親臨失智症照護機構參訪，當時我正好是機構的中心主任。

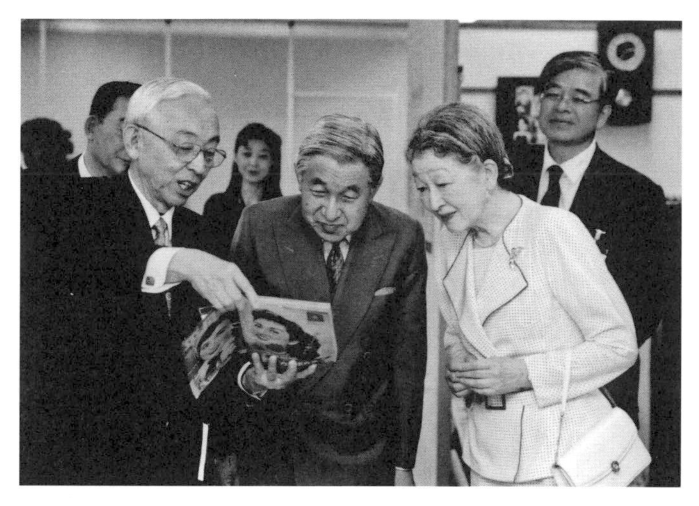

長谷川醫師正在為天皇陛下與皇后陛下（當時）講解

當時我們在利用「懷舊療法」(reminiscence therapy) 研究如何緩解失智症症狀的展示廳中，展示著草鞋、縫紉機等大正與昭和時期使用的各種物品。天皇陛下也在此翻閱了記載他在皇太子時期，訪問美國好萊塢時的舊雜誌。透過交談，我感受到陛下對失智症的高度關心。兩位還前往中心內部的照護設施，懇切地關懷每位長者，鼓勵他們，讓我感動不已。這是我畢生難忘的一天。

厚生勞動省於二〇〇三年彙編的《二〇一五年高齡者介護報告書》中指出，除了既有的臥床者政策以外，還必須重視失智症等精神障礙的因應措施。並於二〇一五年制定「失智症政策推動綜合策略」（新橘色計畫），旨在建構「社區整合型照護體系」，致力實現一個尊重失智者意願的社會，讓他們能夠以自己的方式，盡可能地生活在熟悉的環境中。

新橘色計畫的七大主軸：①提升大眾對失智症的認識和意識；②根據各種失智症病症，提供適時且適當的醫療與照護；③強化年輕型失智症的應對措施；④支持失智症照顧者；⑤推動社區營造，打造失智症與高齡友善社區；⑥推動失智症的預防、診斷、治療方法，以及復健、照護模式等相關研究發展，並將研究成果推廣至實務層面；⑦重視失智者和其家屬的觀點。其中，重視失智者和其家屬的觀點，是推動各項政策時的共通基本理念。

二〇一九年，日本政府公布推動失智症政策綱領，以「共存」與「預防」為兩大支柱，致力打造「以人為本」的社會。為了使政策發揮實際作用，執政黨於二〇一九年的通常國會（常會）中，提出失智症基本法的法案。創造一個失智症患者也能安心生活的社會，不僅是日本的課題，也是全世界邁向高齡化社會所面臨的共通課題。

與國際接軌

現在，我們開始從印尼、菲律賓等國招募人員來日本從事照護工作，這些照護人員必須熟記褥瘡、憂鬱等艱澀的日本漢字。這些文字，連日本人都不見得會寫。然而，這些外籍人員回國以後，他們所學的漢字就再無用武之地。與其這樣，不如派遣日本熟悉照護與看護的人才，根據當地文化、風土民情教學。讓外籍人員了解日本的做法，並根據該國的實際情況，教導他們包含法律等相關內容，反而對他們更有幫助。

據說東南亞的人口老化速度比日本還快，讓各國十分苦惱。我還聽聞東南亞有些照護機構設有上千張床位。如此大型的機構，極有可能發生像以前日本的那種隔離或管束等情況。這樣很不幸，所以我認為日本應該向他們傳授先進的政策和技術。我相信一定會成為極有意義的國際貢獻。

日本福岡縣大牟田市等地開始推行社區營造計畫，建立失智症安心生活的社區。我感受到這不僅僅是一種守護心態，更是人們積極與當事人共生共存的照護思維正在逐漸普及。

此外，日本介護保險開始以前，就已經存在「宅老所」這類民營機構提供優良的照護服務。宅老所的規模較小，提供各種生活支援，讓居住者猶如在家生活。

「團體家屋」、「小規模多功能型居家照護」等，都可以提供少人數的家庭式照護服務。根據每個人的個性、生活節奏，提供「個別化照護」的概念，也逐漸受到重視。

世界各國都面臨人口高齡化現象，因此，失智症已然是一種全球性課題。我想再次說明，正因為如此，我認為日本做為一個高齡化與長壽化持續進展的國家，可以提供許多幫助。

二〇一三年，倫敦舉辦了一場「G8（世界八大工業國家）失智症高峰會議」。世界衛生組織（WHO）及經濟合作暨發展組織（OECD）也致力於解決失智症的問題。瑞典在希爾維亞王后的支持下，自二〇一五年開始舉辦失智症國際會議「Dementia Forum X」，討論失智症相關的各種議題。

第6章

■

社會與醫療可提供哪些幫助？

前面我曾提到，罹患失智症以後，我的記憶嚴重衰退，對自己的行為掌握不再確實，帶來了種種不便。儘管如此，我後來發現，特別是在與人會面的時候假裝沒事，告訴自己一切安好，把自己偽裝起來，大致上都能安然度過。我認為這種做法並沒有欺騙任何人，所以這點努力應該稱得上是好事。

但對失智者來說，唯有一件事是大忌，千萬不可以做，那就是開車。唯獨這一點，奉勸所有失智者最好放棄。萬一引發事故，傷及他人，後果不堪設想。

其實我非常喜歡車子，以前都是自己開車。

年輕時在美國，開車對我來說是家常便飯，回到日本後，我平時也是開車往來大學附設醫院上下班。

我的第一台車是豐田 MARK II，第二台換賓士。我從不買奢侈品，但當時我拜託太太「就這麼一台」，同意讓我買車。然而，在我八十歲那年，發生事故擦撞到車身時，我立刻警覺這非常危險，放棄開車。為了怕自己手癢，哪天興起開小車也無妨的念頭，我毅然決然地註銷駕駛執照。

駕照也是一種身分證明，有時我也會想這個決定是否太過草率，但如果繼續持有駕照，我一定會想開車。現在，走路能到的地方我會盡量步行，但由於跌倒的次數逐漸增加，所以大部分時候我會搭計程車。

隨著高齡駕駛人口增長，「失智症與汽車駕駛」已然成為重要的社會課題。

二〇一七年三月實施的《改正道路交通法》中規定，七十五歲以上駕駛人更新駕照時，如果在認知功能檢測中被判定為「存在失智症隱憂」，有義務接受醫師的診斷。在此之前，即使被判定為「存在失智症隱憂」，本人只要沒有違規或事故等記錄，仍然可以繼續駕駛。然而，在新制的強制診斷中，如果被醫師診斷為失智症，則會面臨吊銷或吊扣駕照等處分。

據警察廳資料顯示，二〇一八年整年接受認知功能檢測的七十五歲以上高齡駕駛人，共有二百一十六萬五千三百四十九人，當中有五萬四千七百八十六人被判定為「存在失智症隱憂」，占二・五%。若再加上存在「認知功能低下隱憂」者在內，約二十七%被發現可能存在認知功能衰退。

此外，二〇一八年引起死亡事故的七十五歲以上高齡駕駛人，總計四百六十人。

事故前接受認知功能檢測的四百一十四人中，被判定存在「失智症隱憂」者共二十人（四・八％），存在「認知功能低下隱憂」者共一百八十四人（四十四・四％）。

由於高齡駕駛人肇事頻率增加，因此也越來越多駕駛人自願將駕照繳回註銷。然而，在公車、電車等大眾交通工具較少的地區，沒有汽車代步，可能為購物、就醫等日常生活帶來不便，因此，打造不開車也不會影響生活的城市建設迫在眉睫。

另一方面，也有意見表示，不應單只因為患有失智症，就一律限制駕駛。也有人提出引入「附帶條件的限制性駕駛執照」的規範，依駕駛人能力，限定可駕駛的車輛、地區和道路。為因應這種趨勢，政府正考慮導入只能駕駛「安全駕駛輔助車」的限定駕照，這種車輛配有自動煞車，以及踩錯油門時的加速抑制裝置。

繪本製作

從小就開始提升對失智症的認識，是非常重要的一件事。所以，從很久以前，便萌生製作繪本書籍探討失智症的想法。我希望讓孩子們知道，失智症並不可怕。即使爺爺奶奶患有失智症，也不會改變他們是自己的爺爺奶奶的事實。

其實，很久以前我翻到一本美國繪本，不由得羨慕，希望總有一天自己也能創作繪本。那本繪本的書名是 *"Grandpa doesn't know it's me"*（爺爺認不出我），一九八六年於美國出版，後來日本在一九九〇年發行日文譯本，書名為《わすれないよ、おじいちゃん》（爺爺，我會永遠記得你），日本評論社出版。

這本繪本的內容在講述罹患失智症的爺爺與孫女之間的故事。那時我在聖瑪麗安娜醫科大學擔任教授，為日文譯本寫了一篇推薦文。我在文中寫道：「與家人的溫暖互動，是痴呆（原文未改）老人不可或缺的生活養分。」

創作繪本時，我刻意把性別與美國繪本中的性別對調，改成患有失智症的奶奶與孫子。故事大綱是孫子最喜歡住在附近的奶奶，她總是面帶微笑，準備院子裡種植的新鮮蔬菜與水果，讓自己品嘗。但後來奶奶生病，開始忘記各種事情，不僅忘記與自己約好要一起去買書包，還經常迷路……。

「沒關係喔」

我在這本繪本中，融入了我們家的親身經歷。

以前，我們和岳父母住得很近。某天晚上，太太和我帶著最小的女兒去岳父母家吃飯，患有阿茲海默症的岳父突然對著我們說：「你們是誰？我不認識你們，這樣讓我很困擾。」

看著岳父焦慮的模樣，我和太太都很震驚症狀竟然如此嚴重，一時間啞口無言。正當我思索該如何回應時，小女兒開口說道：

「爺爺沒關係，雖然爺爺好像不記得我們了，但我們跟爺爺很好很好喔！你不要擔心。」

聽到這些話，岳父似乎鬆了一口氣。

這種時候，千萬不可以責問對方：「你為什麼會不知道？！」「你說這什麼話！清醒點好不好！」這些言詞反而會讓患者更混亂，加深不安的情緒。

此外，當一個人罹患失智症時，周圍的人經常會用不同以往的態度對待他，例如對他大聲斥責或當小孩子看待。然而對當事人來說，他還是以前的那個自己，生活的世界也依舊是那個過去與現在連續的世界。犯錯或失敗的機率確實增加，但沒有失智症的人也一樣會犯錯。如果因為患有失智症，就被人忽視、輕蔑或突然間不被當人看，這對本人是極大的傷害，更是一件不合理的事。

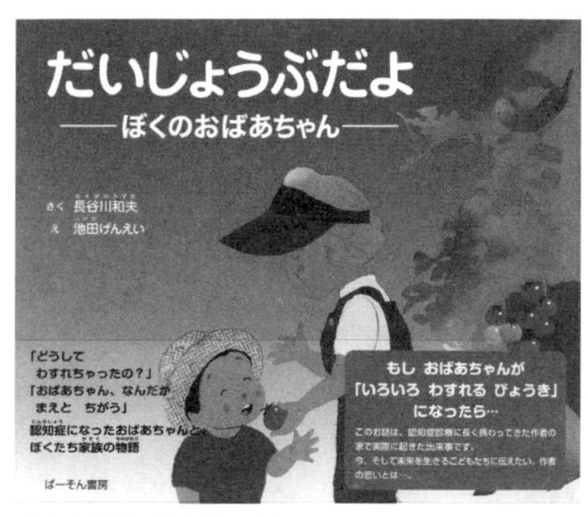

長谷川醫師的創作繪本
《沒關係喔——我的奶奶——》

我創作的繪本《沒關係喔——我的奶奶——》（PERSON 書房出版）順利於二〇一八年十月出版。繪圖是由拼貼藝術家池田源英協助完成，據說他使用了和紙撕紙的拼貼技法，色彩非常豐富美麗。繪本中的毛毛蟲和螳螂看起來栩栩如生，躍然紙上。這本繪本不僅適合小學低年級學童閱讀，也適合朗讀給學齡前的孩子們聽。

失智症患者並不是一群「可怕的人」。他們和大家生活在同一個世界，希望和我們一起幸福快樂地活下去。我希望孩子們能用心感受這一點。不僅是小孩，我由衷希望大人也能一起閱讀，加深對失智症的了解。

在地關懷

近年來，「在地關懷」一詞越來越普及，我認為這是一個很重要的概念。儘管現在兒童人口減少，老年人口增加，普遍認為家庭與社區的聯繫越來越淡薄，但是否有在地關懷，對民眾的安全感有著重大影響。

罹患失智症，讓我重新體會到在地關懷的重要性。有一次，我在自家附近的主要幹道上過馬路時，走到一半在路中央摔倒，隨即有兩名男士急忙下車，把我抬到路邊安全的地方。過了一會，一名女性走來說：「我認識這位老先生，他就住在我家附。」好心地送我回家。

當時我的臉撞到地面，滿臉是血。雖然我自己不覺得有多疼痛，但聽說狀況相當嚴重。這名女士把我送到家之後，細心地向我太太解釋當時的情況，我也終於冷靜了下來。

我認為這正是「在地關懷」的最佳體現。在地全體居民彼此照看，必要時伸出援手，互相關懷，建立人與人之間的溫暖聯繫，共同生活。我深切地感受到，這就是在地關懷的真諦所在。

週三聚會

在前文中，我們討論了社會對失智症可以提供的協助。接下來，我想進一步探討醫療在其中應扮演的角色。

一九七三年，我成為聖瑪麗安娜醫科大學教授，翌年發表了長谷川式失智症量表。或許是這個緣故，開始有各地的失智症患者前來大學附設醫院門診就醫。

我從陪同家屬的身上體會到他們迫切的苦惱。「我們明明就在家，他卻一直喊著要『回家』。」「一直重複回答同一件事，讓人好累。醫生我到底該怎麼辦？」……

在門診的診療過程中，我們很難一一解答這些煩惱。於是我開始思考，擴大門診項目，獨自創辦日間照顧服務的可行性。

說到底，在缺乏治療方法的情況下，對失智症患者和其家屬而言，醫師和醫療根本無用武之地，無能為力。但身為醫師，我非常希望做些什麼。這種渴望，始終徘徊在我的腦海裡。身為醫療人員，我想盡一己所能，而不僅僅是診斷病人，告知病名，然後就此了事。

當我向護理師們提出並說明擴大門診，提供日間照顧的構想時，他們立刻響應：「醫生，我們來試試看吧！」積極表示參與的意願。於是一九八三年，我們開始提供日間照顧，但當時沒有任何參考資料，我們只能自行摸索。

一九八六年，厚生省（現為厚生勞動省）成立「痴呆性老人對策推進總部」，並於一九八八年設置老人痴呆疾病治療大樓，及老人性痴呆疾病日間照顧機構。

一九八七年政府編製的《痴呆性老人對策推進總部報告書》中，出現了以下的陳述，反映出當時的時代背景，做為歷史的見證，十分耐人尋味。

「痴呆就其成因，有兩種典型的代表。一種是腦梗塞或腦出血等腦中風造成的血管性痴呆，另一種是由不明原因，引發大腦神經退化性疾病的阿茲海默型痴呆。在我國，前者比例高於後者，與歐美國家形成鮮明的對比。此外，阿茲海默型痴呆可進一步分成好發於五、六十歲初老期的阿茲海默症，以及好發於老年期的阿茲海默型老年痴呆。……在家提供照顧者，往往是痴呆老人的妻子、媳婦或女兒。由於照顧者本身年老或體弱多病，以及核心家庭趨勢、居住環境等變化，使得居家照護日益困難。此外，隨著婦女踏入社會的情況增加，也凸顯居家照護與工作間的協調問題。」

我們把門診日間照顧的時間定在每週三的白天，通常會有七、八名患者及其家屬前來，幾個月後再換另一組患者參加。此外，我們根據時間，取名為「週三聚會」。

這個聚會的目的之一，是為了促進患者的心智活動。即使不記得時間或地點，但從中體會到的感情交流會留存下來，所以讓患者接受各種刺激非常重要。

聚會的另一個目的，是對家屬的支援。照護工作非常辛苦，所以醫療人員會盡可能提供諮詢和撫慰，同時也會就症狀，提供簡單的醫學說明與照護方面的建議。

聚會時，會幫患者測量血壓，檢查體況。午餐過後，會安排歌唱、體操、保齡球等活動。保齡球的規則很簡單，且成績一目了然，相當受歡迎。

許多參加者不記得最近的事，但是仍然記得過去發生的事情，因此我們會準備舊照片或抓沙包等遊戲，大家一起「話當年」，這就是所謂「懷舊療法」。

最後，在聚會結束前，還會召開檢討會。雖然大多數人都已經忘記早上的活動，但當他們回憶起來時，都會露出滿足的笑容。

單向玻璃

週三聚會的交誼廳有一面單向玻璃，鏡面朝向室內，看不見室外的情況，但從室外的透明面可以看清室內的模樣。

聚會剛開始，失智症患者通常會與家屬聚在一起，不願意分開。於是我們後來讓家屬離開交誼廳，聚集在單向玻璃的另一側。家屬們透過單向玻璃觀察室內情況，他們一邊觀察，一邊彼此聊天。「老人家真有活力。」「哎呀，笑得這麼開心。」在此之前，家屬們都只看到自家爺爺奶奶的情況，但在與其他高齡者對照之下，他們得以用客觀的角度來看待失智症，從而產生一種更輕鬆的心態，察覺各種不同以往的新發現，這算是單向玻璃所帶來的意外效果。

後來我還收到家屬的回饋。以前曾經參加過週三聚會的家屬來找我，跟我分享前陣子他們一起去箱根泡溫泉的事。我詢問他們一切是否安好，他們如此回答：「多虧醫生的幫助，以前就算出去玩，也只能在房間隨便泡一泡，但這次大家一起出遊，可以相互照看家裡的病人，所以我們每個人輪流去泡大澡堂，還享受到露天溫泉，欣賞到夜晚的星空，玩得很開心。」

門診的日間照顧在歷經一連串嘗試與修正，實施大約十三個年頭後，隨著政府相關措施的推行，我們自我評估已完成階段性使命，決定功成身退，就此謝幕。儘管在創辦日間照顧期間，我自己遇上了不少挫折，但藉此我才有機會與失智症患者本人和家屬分享他們的苦惱、痛苦、悲傷和希望。這些都是在診察室中很難體會到的經驗，讓我受益良多。

深刻的挫敗感

面對失智症，我深切感受到醫療愛莫能助的無奈，但身為醫師，又想在這個領域盡一份心力。在這段掙扎的過程中，遇見了一位令我難以忘懷的人。

門診來了一名基督教牧師，他那澄澈的大眼，令人印象深刻。牧師當時五十出頭，疑似罹患年輕型阿茲海默症，主訴頭痛情況嚴重。據牧師太太表示，牧師十分熟悉教會音樂，經常在禮拜時彈奏管風琴或鋼琴，指導聖歌演唱。然而，最近他演奏聖歌時，會突然不知道自己在彈哪一段，開車也越來越沒有把握。

我雖然擔任他的主治醫師，但當時沒有任何治療失智症的藥物。在診療過程中，身為一名醫師卻無計可施，對此我感到無比羞愧和無奈。

最後，牧師決定離開教會返回家鄉，而我唯一能做的，就只是幫他寫一封轉診信給該地的專科醫師。

之後大約過了二十年，我偶然遇見牧師太太，那時牧師已經過世。聽說後來失智症進展相當嚴重，一家人過得相當辛苦。

牧師太太表示，牧師過世後，她在書櫃的樂譜中發現牧師留下的一些筆記，拿給我看。

「我沒有旋律　沒有和弦」

「我再也無法體會　那美麗的悸動了嗎？（引述原文）」

「各種旋律混雜在一起快把我逼瘋了（引述原文）」（以上內容為部分節錄。）

筆記中充滿牧師內心沉痛的悲泣與吶喊。讀完筆記，我頓時無言。當下的我不禁懷疑，自己是否曾真的了解過失智症患者的感受。但與此同時，望著五線譜上的字跡，我再次下定決心，一定要盡己所能繼續研究失智症，找出治療辦法。

失智症無法治癒，所以選擇該科當自己醫學的專業領域，通常會被視為怪人。畢竟醫師生活在「治好才有價值」的世界，大多數醫師都選擇對老年醫學或失智症醫療視而不見。然而，自從我開始接觸失智症患者，我就決定要幫助這些悲傷痛苦的人。一直以來我都告誡著自己，絕不能從牧師他們內心的吶喊聲中畏縮逃避。看著五線譜上的筆記，讓我重新獲得面對失智症診療與照護的力量。

有效的藥物

一九八九年是忙碌的一年，這一年不僅是日本首次舉辦國際老年精神醫學會會議，同時也是失智症藥物開始進行臨床實驗的一年。「愛憶欣」(Aricept) 是治療阿茲海默症的藥物，開始臨床實驗時，我也以新藥臨床實驗統籌醫師的身分參與其中。

「愛憶欣」〔一般名為鹽酸多奈哌齊 (donepezil hydrochloride)〕由當時衛采製藥筑波研究所的杉本八郎等人研發，並於一九九九年取得厚生省（現為厚生勞動省）核准，上市販售。愛憶欣膜衣錠現已發展成全球應用最廣泛的阿茲海默症治療藥物。

在藥物臨床實驗中，會使用實驗藥物與安慰劑，反覆進行觀察與評估。儘管實驗過程中，有時會因為成果不如預期而感到失望，但最終我們還是成功取得了有效的數據。

這款藥物無法治癒失智症，只能延緩症狀發展。然而，我個人認為，失智症藥物的出現，意義非常重大。因為在這款藥物問世以前，從我自一九六〇年代後期開始研究失智症以來，阿茲海默症沒有任何有效的對抗藥物。身為一名醫師，這令我嘗到了無比的挫敗。

過去，失智症主要是由腦梗塞或腦出血所造成。當然，這是一個嚴重的問題，但透過一些預防措施，可以減少腦梗塞的發生，在某些情況下，刺激大腦代謝的藥物也能間接發揮功效。然而，當時只要遇上阿茲海默症，我們便束手無策。即使醫師診斷出來也無計可施，只能眼睜睜看著患者與家屬歷經各種痛苦。身為醫師，再也沒有比這更令人沮喪的了。

在這樣的時空背景下，終於出現一種儘管不完全、但仍有一定療效的藥物。醫生可以告訴病患：「（這個藥物）可以減緩症狀發展，我們試試看。」「有任何問題，儘管提出，我們可以一起討論。」醫師並不是只負責診斷。

最理想的情況是，我們能提供治療方法，告訴患者「我們一起想辦法。」這才是真正負責的醫生，才是診療的真諦。

二〇一四年，愛憶欣也被核准做為延緩路易氏體失智症症狀的藥物使用，路易氏體失智症具有幻覺等特徵。

目前，日本有四種治療失智症的藥物（保險適用），分別是鹽酸多奈哌齊（donepezil hydrochloride，台灣商品名愛憶欣 Aricept）、加蘭他敏（galantamine，台灣商品名利憶靈 Reminyl）、利凡斯的明〔rivastigmine，台灣商品名憶思能（Exelon）〕，以及鹽酸二甲金鋼烷胺（memantine hydrochloride，台灣商品名憶必佳）。鹽酸多奈哌齊、利凡斯的明和鹽酸二甲金鋼烷胺有學名藥（generic drugs，學名藥是指原廠藥的專利權過期後，其他合格藥廠依原廠藥申請專利時公開的資訊，產製相同化學成分藥品）。

大腦中存在一種重要神經傳導物質稱為乙醯膽鹼，具有喚醒與提神（提供活力）的作用。在阿茲海默症患者的大腦中，製造乙醯膽鹼的細胞數量會逐漸減少。鹽酸多奈哌齊是一種透過抑制乙醯膽鹼分解，藉以彌補乙醯膽鹼減少情形的藥物。

在鹽酸多奈哌齊問世後，又陸續研發出類似作用的加蘭他敏及利凡斯的明，這三種藥物的副作用，包括可能引發胃腸不適等。利凡斯的明也有貼片劑型，因此需要注意黏貼部位的皮膚護理。

此外，大腦中具有麩胺酸，是一種可讓神經細胞興奮的神經傳導物質。然而，如果神經細胞持續興奮狀態，可能導致神經細胞死亡。以鹽酸二甲金鋼烷胺為主成分的藥物，可抑制麩胺酸的作用，防止神經細胞因過度興奮而死亡，從而延緩病狀的發展，副作用則包括頭暈等。

藥物副作用

關於失智症的藥物，儘管已成功研發出可緩解症狀的藥物，但目前還沒有治療藥物，能夠使患者恢復到出現症狀前的原始狀態。歸根結柢，如果能完全抑制引發失智症的物質生成，問題或許就會迎刃而解，但我想這應該相當困難。此外，如果只專注在這個焦點上研發藥物，也有可能出現意想不到的可怕副作用。與其試圖阻止大腦神經細胞因疲勞而衰竭的現象，還不如順其自然。當然，只要能製出顧及副作用的藥物，自然沒有問題；如果能研發出可治療根本的藥物，更是再好不過。但我認為，順其自然地接納伴隨老化而來的失智症，活出自我才是最重要。

除血管性失智症以外，其他失智症如最典型的阿茲海默型失智症，大多是「β-類澱粉蛋白」或「濤（Tau）蛋白」等特定蛋白質在大腦內不正常堆積，導致神經細胞死亡所引起。因此，有人著手研發防止這類特定蛋白質堆積於腦部的藥物，也出現了一些令人期待的成品，但無法明確證實其有效性，目前大多已陸續中止研發（註：此書寫作當時，確時大多數此類藥物均失敗，但目前已有可抑制類澱粉蛋白堆積，且臨床上有療效的藥物上市）。

目前的意見普遍認為，當阿茲海默症出現症狀後，大腦大多已因蛋白質堆積而受損，許多神經細胞已經死亡，此時才對致病物質進行治療，可能為時已晚。因此，目前的研究擺在「症狀出現前，對人們用藥是否有效」的重點上。此外，根本治療藥物的研發之所以困難，其原因包括：上述導致症狀出現的原因假設是否正確尚有疑慮、評估效果需要時間，以及臨床實驗需要大量受試者等諸多面向。

新舊文化

醫療上，湯姆．基伍是影響我最深的人。在此，讓我介紹他曾談及的一些見解。

湯姆．基伍將失智症分成兩種不同文化：一種是從疾病視角出發，將失智症視為大腦可怕疾病的觀點，稱為「舊文化」；將失智症視為一種更全方位涉及個體整體生活，且可以根據照護品質而大幅改善的觀點，則稱為「新文化」。他並且呼籲，醫學界應該要重新檢視基於醫學模式（medical model）的舊文化觀點。基伍在一九九七年出版著作的副標題上寫著：the person comes first，意思是「以人為先」。我們往往容易被疾病或障礙奪走目光焦點，然而最重要的始終是「人」。

當然，適當的診斷和治療相當重要，這一點無庸置疑。不過，若是過度把焦點聚焦在「疾病」上，很容易失去「治人」的最初理念。而身為一名失智症醫師，我決定將「舊文化」的弊病銘記在心，設法讓「以人為本」的觀點進一步融入失智症醫療中——這就是我行醫生涯中，不斷反覆在做的事。

基伍在研究中指出，仔細觀察失智症患者，提供高品質的照護，對於維持良好病症狀態非常重要。另一方面，他也表示，把患者當小孩、欺騙他們、剝奪他們的行為能力、忽視或催促等行為，都會促使病症惡化，損害當事人的尊嚴。

身為醫療人員，我們應該謹記舊文化的弊病，以謙卑的心從事診療。

可怕的教授

如今回想起來，我當初離開慈惠醫大，前往聖瑪麗安娜醫科大學任職後，根本就是拚命三郎。我一心想把這所大學提升到慶應或慈惠這些大學的水準，所以督促自己必須付出超乎常人的心力，才能辦到。

那時我早上大約七點從家裡出發，開著豐田 MARK II，八點十分前抵達學校，接著直奔病房。那個時間點，夜班的護理師們正忙著交接，說明每位病患的情形，例如早上哪位病人很興奮、哪位病人正在保護室等等。我會到場一起聆聽，所以我比任何醫師都了解病房的情況。

有一次我正在上課，有個學生戰戰兢兢地走進教室，早已超過上課時間，我當場斥責：怎麼可以遲到！他被我嚴厲的氣勢嚇到，拔腿往外跑，我立刻追了出去。我當時對待學生就是那麼嚴厲，所以每當我從走廊經過時，學生們都會互使眼色提醒：「長谷川來了！」雖說如此，我也不是只會一味威脅或責罵學生，如果表現良好，我還是會盡全力地褒獎學生。就這層意義上來看，聖瑪麗安娜醫科大學確實是我的戰場。我也在那裡受到許多訓練，增強實力。所以，每次回到聖瑪麗安娜醫科大學，都會感到十分懷念。就連現在，即使是坐著發呆，也忍不住想一直待在大學校園裡。

聖瑪麗安娜醫科大學精神科開始提供日間照顧時，當時的病房護理長為五島靜女士。五島女士現在從事失智症照護顧問，提供失智症照護的指導、諮詢、演講，舉辦各種志工活動。對於當時的長谷川醫師，她如此回憶：

「正如長谷川醫師自己所說，他在其他醫生面前，是一名嚴格又令人敬畏的指導教授，但在我們護理師和病人面前，他就是個和藹可親的醫生，他很尊重我們的意見。

曾經有一名住院病人出了一點狀況。

他患有失智症，而且歲數有點大，時常大聲嚷嚷：『我已經有四十天沒吃飯了！』『有人要殺我！』他指控我們沒有給他飯吃，讓我們很為難，所以後來我們跟這名病人一起在日曆上寫下：『我吃過飯了。』但是，事後他又說那是我們寫的，不相信我們說的話。

長谷川醫師見狀，親自對病人說：『這裡有寫你已經吃過飯了。』病人聽了回說：『厲害的醫生都這麼說了，那一定是真的！』相信長谷川醫師說的話。雖然我們護理師都覺得有點『不甘心』，但長谷川醫師本人很有威嚴，那對病人似乎很管用。

另外，還有一次是門診的時候，有個病人說什麼都不肯吃藥。家屬說他們很傷腦筋，所以長谷川醫師就用錄音帶錄了一段話：『我是長谷川醫生，飯後記得吃藥。』讓家屬帶回家。聽說，家屬只要在飯後放那捲錄音帶給病人聽，他就會乖乖吃藥。

第7章

敬致全體日本人的遺願

美好事物

我的一天，是從查看手撕日曆，確認今天的日期和星期開始。這本手撕日曆是為了失智症特地買來，不過這半年來我似乎經常忘記撕頁，最近太太提醒，才發現已經累積了好多天的日曆沒撕。

接下來是吃早餐。我很喜歡可頌麵包，所以常常吃。另外，雖然不是早餐，但我也喜歡吃歐姆蛋。然後，我可能會去理髮廳。除了每週一次的日間服務，有時會有復健師到家中幫我做復健，或我自己去找人按摩。

早上情況都還好，但到了下午，我時常覺得精神疲倦，腦袋昏昏沉沉的。購物時忘記已經付過錢，或是說些言不由衷的話，事後才驚覺自己禍從口出。我必須同時面對老化與失智症，所以說實話，許多時候，我時常感到既羞愧又沮喪。

有一間咖啡店離我家步行大約十分鐘，不僅裝潢精緻，深焙咖啡也非常好喝，所以自我從聖瑪麗安娜醫科大學退休以來，便時常到這間咖啡店光顧品嘗咖啡。

有時甚至會一天去兩次。不過，隨著我摔倒次數變多，最近已經不太方便去咖啡店光顧了，但在店內享用咖啡，對我來說，真的是一天當中最美好的時刻。

自從發現原本開在聖瑪麗安娜醫科大學附近的理髮廳，搬來我家附近以後，我就時常去理髮廳理髮。那裡有人陪我聊天，還能剪個清爽的髮型，讓我每次都很期待去理髮廳這個好地方。

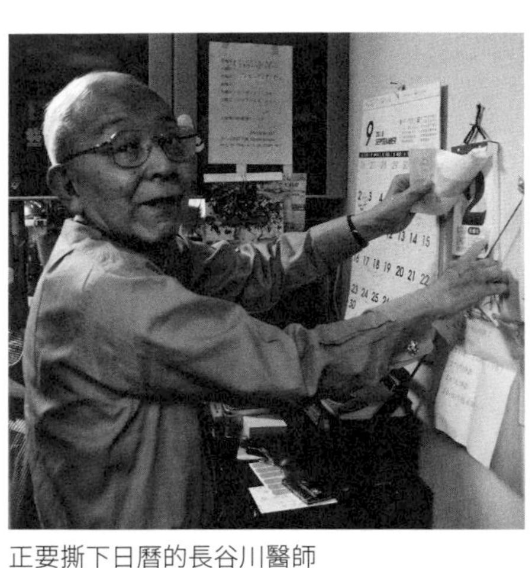

正要撕下日曆的長谷川醫師

我很喜歡看電影。年輕時我完全沒有時間看電影，所以現在非常樂在其中。不論是外國電影或日本電影，我都愛看。女兒會幫忙查好家裡附近電影院上映了哪些影片，然後陪我一起去看。《漫長的告別》中，演員山崎努扮演的失智症角色非常出色。我們也一起看了《失憶的總理大臣》，我和女兒還開玩笑說：「這分明就在講我。」最近看的梵谷電影《梵谷：在永恆之門》也很不錯。不過最後十分鐘，我實在憋不住尿意，非常想上廁所。女兒神色驚慌地推著輪椅帶我衝向洗手間，解決人生大事後，我們又急忙趕回廳內，幸好有趕上最後結局。

我也喜歡聽音樂。我最喜歡的樂曲是貝多芬的鋼琴奏鳴曲《悲愴》第二樂章。太太是音樂大學鋼琴科出身，所以我時常請她演奏給我聽。這首曲子真的很美，我還拜託太太在我死的時候，彈奏這首替我送行。

我還喜歡欣賞畫作。音樂和畫作都是如此，接觸美好事物，心靈會感受到喜悅，得到療癒而感覺滿足。以前聽人們說，即使失智症症狀有所加劇，喜悅、悲傷等喜怒哀樂的情緒依舊會保留到最後。實際罹患失智症以後，我發現所言不假。所以，即使症狀變嚴重，我還是希望盡可能地觀賞、聆聽，並享受這人世間的美好事物。

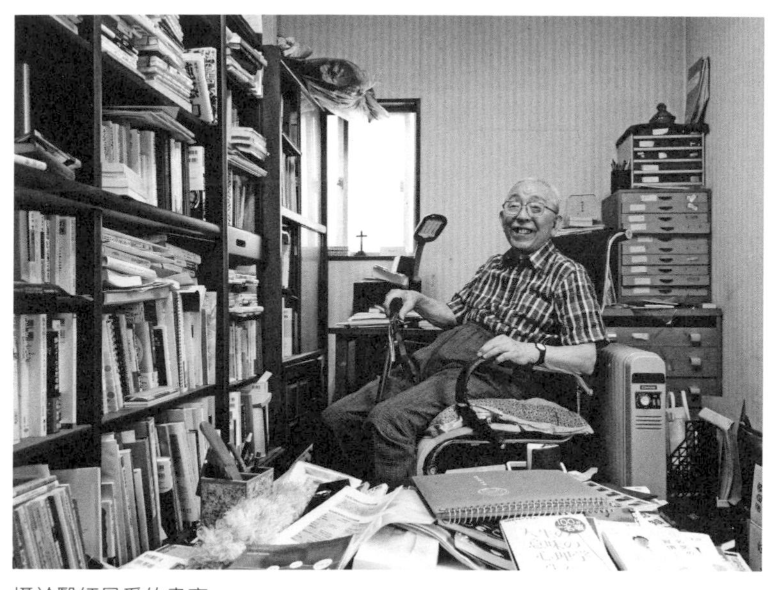

攝於醫師最愛的書齋

我的戰場

我也喜歡看書。我從以前就很喜歡夏目漱石，蒐集了好多部他的作品，反覆閱讀了許多遍。他對人類描寫的細緻，實在令人讚嘆。

最近的讀物是《平家物語》和有關牧師的書籍。雖然我不曾打算當牧師，但書中對人類罪惡的描述，帶給了我諸多的省思。

每讀完一本書，我都會在專用筆記本上標記作者和書名，接著寫下讀書心得，這已經是我多年來的習慣。不過，最近這半年，我很少寫筆記。

書齋堆滿了書本和資料，連走路都有困難，家人一直勸我：「如果發生地震會很危險，拜託整理一下。」但不管他們怎麼說，這裡是我奮鬥多年的「戰場」，不可能簡單地任意做改變。每當我想安靜思考或隨意寫些東西時，這裡是我最自在的地方。

長谷川醫師非常熱愛閱讀，家中書齋擺滿了書籍。雖然有許多是精神科相關的專業書籍，但小說、懸疑推理等書本也散見其間。長久以來，他一直有書寫讀書心得的習慣。他在最新一本閱讀筆記本的封面上寫著「讓閱讀成為（最好的）朋友」。

他在瀨戶內寂聽與池上彰合著《活到九十五歲是一種幸福嗎？》（PHP 新書，二〇一七年出版）的讀後心得中，如此寫道：

「九十五歲的作家瀨戶內寂聽，歷經驚滔駭浪的人生。記者池上彰與她對談，討論『晚年心態』。作者豐富的人生閱歷，加重了她每一句話的重量，感觸人心。在已經邁入超高齡化社會的日本，長壽真的是一種幸福嗎？我也在大約一年前過了八十八歲米壽生日，即將從八十九歲邁入九十歲，但我現在走路變得很緩慢，步幅也縮小了，一個不小心，很容易摔倒。我還能行動，所以想要走路，還是走得動，但我時常頭暈，

18. 145　2×目
60. 186　95才まで生きるのは幸せですか。瀬戸内寂聴、池上彰　¥850
PHP研究所. 2017. 9. 第1刷　95才の波瀾万丈の人生を送ってきた作家・瀬戸内寂[illegible]
ジャーナリストの池上彰が「老後の心がまえについて聞く。豊饒な人生経験をもって言葉の[illegible]
する。超高齢化社会を迎える日本で長生きすることは本当に幸せなのか？」僕も88の[illegible]
すぎてから、約1年位前だが、いよいよ89才−90才となるわけだが歩くのもおぼつかなく、歩行が[illegible]
気をつけないと転倒しかねない。まだ歩けるから求められるとひきうけるが、めまいがしたり、ふら[illegible]
したり、何かにつかまったり、杖をついたりして何とか一！という状態になった。これから更にその[illegible]
は頻度がふえたり、程度が強くなったりする。自分と、それをチェックするもう一人の自分とのたえざる戦い
これがつづくだろう。半年位前、10ヶ月位前か、何のつまづきもないのにばったりうつぶせてあっという間
にころんでいた。起きようとしてまたころんだ。不思議！脳の指令通りに末梢の手足は言うことをきかない。
神経の進み具合がうまくいってないのだ！自分と、もうひとりの自分との相克というか、争いというか、せめぎ合い
自分の考えにつっこみが入ってくるのだ。若い時もあったが、その背景は明るかった。今は舞台そのものが
うすぐらいのだ。95まで生きるのは決して幸せとはいえない。戦い！苦しみ！悩み！だ！しかし、[illegible]
は信仰だ。にもかかわらずイエス・キリストは父なる神と共にわたしたちひとりひとりをあわれんで下さり
無限の慈愛をもってみていて下さるのだ！

長谷川醫師的讀書心得

步履蹣跚，已經到了必須扶著東西或使用拐杖，才能勉強支撐的狀態！今後這種情況只會變得更嚴重。這是我自己和負責檢視的另一個自我之間的持久戰！這情況大概會一直持續下去。大約半年前，或是十個月前，我明明沒有絆到任何東西卻突然整個人向前摔倒，想爬起來又再次滑倒。太不可思議了！末梢的手腳不聽大腦使喚，這表示神經傳導進展得不順利！這是我，與另一個我之間的一場鬥爭、衝突、對立。總是有聲音反駁自己的想法。年輕時也有過這種情況，但當時的背景相當明亮，而現在的舞台卻是昏暗無光。活到九十五歲，絕對稱不上是一種幸福。是抗爭！是痛苦！是煩惱！但是，信仰是人們的救贖。儘管如此，耶穌基督和上帝天父一樣憐憫我們每一個人，以無限的慈愛注視著我們！」

重度患者一樣心知肚明

有一次我應邀參加講座，有人提問：「罹患失智症以後會變得什麼都不知道，那會不再害怕死亡嗎？這樣是不是比沒有失智症的人活得更輕鬆呢？」這件事發生在我剛開始懷疑自己可能患有失智症的時候，記得當時我是如此回答：

「說實話我不清楚。不過我想，即使失智症很嚴重，仍然會對自己被人糟蹋而生氣，也會害怕自己可能消失。」

俗話說，人到死之前，都聽得見聲音。所以在臨終者身邊，應該要謹言慎行。我曾聽過一個故事，內容講述女兒在母親臨終前，在床邊握著母親的手說：「媽妳還好嗎？我是A子，妳如果有聽見，就握一下我的手。」據說母親確實回握了女兒的手。即使眼睛看不見，耳朵也聽得見聲音，也能理解意思。我想，失智症患者應該也一樣。

老後的準備

人只要活著，就會變老。變老，表示一個人活著，也會邁向死亡。為了做好準備，大約二十年前，我和太太一起加入了日本尊嚴死協會。如果已經到了只是維持生命的狀態，我同意放棄延命治療，也製作了相關的同意卡片。即使到現在，我的想法依舊不變，也已經向子女們交代清楚我的意願。

一個人活得夠老，就容易罹患失智症，所以我得了失智症，一點都不奇怪。不過，只要還活在世上，我希望能為社會或他人盡微薄之力。雖然我的行動變得不太自由，但還是期望能在旁人的協助下，實現這個心願。

我最大的心願，就是期許每個人都能對失智症擁有正確的認識。不要擅自斷定失智者什麼都不懂，當他好像不存在一樣。不要在當事人不在場時，替他做決定。諒解他必須比別人花更多時間，成為他生活上的支柱。

我相信，將這些傳達給世人，就是我的生存之道，也是我走向人生盡頭的通道。所幸，我能擁有家庭與社會的溫暖和情誼。我由衷感激這一切。

我認為，每一種體驗都存在溫度差異。打個比方，假設你今天來此地探望我，那對我來說，是一種「溫暖」的感受，我會無比開心，很高興能和你說說話。隨著告別的時間來臨，當你跟我說「再會」時，我會內心感到沮喪，感覺溫度似乎逐漸下降。與人會面，會讓心中的暖意上升；與人離別時，則會因為寂寞而逐漸冷卻，這就是我希望盡可能擁有更多的溫暖體驗，以及溫暖人情的原因。

忍耐

隨著「人生百年時代」到來，長壽的人越來越多了。已故的聖路加國際醫院名譽院長日野原重明醫師也相當長壽，活到一百零五歲。

日野原醫師生前，曾有人向他提問：「如何才能活得長壽呢？醫生，可以和我們分享您在生活上的祕訣嗎？」於是，日野原醫師分享了他的祕訣：好好吃三餐，他還說自己會避免太油或膽固醇偏高的食物。

另一點，日野原醫師還提到：「要懂得忍耐」，也就是「堅忍」的意思。回過頭來看我自己，像我這樣就算得了失智症，記憶嚴重衰退，我也必須堅定地忍受這一切。我到了最近才想通，日野原醫師說不定也有一些不為人知、必須忍受的事。他如果對外透露一些口風，可能會受到聖路加高層的關注，所以他決定什麼都不說，一直默默地忍耐。

活著，終究不是件輕鬆的事。有時，連我自己都覺得很累，心想「夠了，我不想再繼續下去了。」行動不便、牙齒殘缺不齊、無法好好傳達自己的想法等等，生活中充滿種種不如意，但還是堅忍地鼓舞自己，不能消極、要忍耐，努力活在當下。我想，這或許才是長壽者最真實的樣貌。

宗教的力量

原則上，星期天我都會去教會。以前固定拜訪位在東京銀座的銀座教會，但現在比較常去自家附近的教會。

雖然是滿久以前的事了，那時我久違地去了一趟銀座教會。那次遇見老朋友，讓我很開心，副牧師的講道也很精采。我很喜歡聖歌，聽著唱詩班和周圍教友們合唱聖歌，能讓我的內心平靜下來。

有些人罹患失智症以後，會變得心灰意冷；我之所以沒有發生這種情況，我想，上帝賜予我基督教的信仰，或許也產生了很大的影響。不限於失智症，當一個人罹患疑難雜症，或是面臨艱辛磨難時，獨自一人思考，很容易變得精神沮喪，鬱鬱寡歡。這時，不妨試著親近宗教，嘗試禱告，這或許也是個不錯的選擇。

重要的是，要採取具體的行動。當然不一定要選擇基督教，但或許可以試著敲敲教會的大門，或是前往寺院，傾聽僧人的分享。人類單憑自己的力量，沒辦法做那麼多宏偉的事。再來，就是聽天由命。這時候，宗教會有所幫助。

宗教探討的問題，例如生活、生病、死亡。而且死亡只有一次，死了就再也回不來。我們如果不深入思考這些問題，念茲在茲，人生很容易卡住。我總覺得，人生在世，如果只懂得埋首於追求財富，面臨死亡時，可能會不知所措。

在東方思想中，三途川（冥河）與現世相連。西方則是向上天祈禱，清楚劃分天堂和地獄。然而，就算相連，最終還是有可能上天堂。總之，在自己的精神生活中培養宗教信仰，或許不失為一樁美事。

受洗

關於宗教方面，我在二十歲時接受了洗禮。受洗的理由之一，是因為戰爭。

在第二次世界大戰期間，我歷經了東京大轟炸，在疏散地點靜岡又遭逢沼津大轟炸，最後輾轉來到父親的老家愛知縣。就讀舊制中學期間，我受過軍事訓練，也曾經在陸軍工廠做過車床工。然而，戰爭結束後，我們突然被告知，至今所學的「正確教育」全都是錯誤的。這真的令人難以接受。我心想：原來這就是戰敗的後果。

每天如雷貫耳的戰鬥機轟炸聲也瞬間消失，一切突然安靜下來，讓我深刻體會到，原來這就是和平。戰爭造成人類的死亡，戰後的社會則動盪不安。因為這些經歷，讓我迫切地渴望尋求「心靈上的歸屬」，從而萌生了受洗的想法。

大學時期朋友所說的話，也對我造成了很大的影響。我進入大學就讀以後，過了大約半年，某天朋友對我說：「你不夠認真。」當下我非常驚訝，反問他為什麼這麼說。他答道：「如果只是活著、吃飯、繁衍後代、然後變老死去，這就和動物無異。人類應該是不同的。你為什麼而活？人生最重要的是什麼？你從來沒有思考過這些問題吧！」

從此以後，我開始認真思考「人為什麼活著」這個問題。我翻遍了哲學與文學書籍，但始終沒有找到答案。

兄弟姊妹間，只有我從小受支氣管氣喘所苦，常常心想：「為什麼就只有我這樣？」每次發作，都讓我好痛苦，也很害怕自己會就此消失。也許是因為這樣的經歷，我開始深入思考生存和死亡的意義。

一粒麥子

不停思考這些問題，讓我變得很痛苦，最後我走進上學途中經過的某間教會。那時我住在池袋附近，所以去的是東京池袋教會。記得那一天很冷。

我猶豫了很久，最終鼓起勇氣踏入教會。那時出來迎接的是牧師太太，所以我表明來意：「你好。我想見牧師。」牧師太太一聽，接著回道：「我明白了。歡迎你來，這邊請。」引領我來到牧師館的某個房間。一名五、六十歲的牧師一見到我便說：「歡迎歡迎！」邀請我一起坐在暖桌裡。他沒有問我為何而來，也沒有問我的名字。牧師只說了一句：「快快，天冷快坐進來！」接著臉上帶著溫和的微笑，靜靜地聽我傾訴。

那次以後，我開始去教會做禮拜，眼前的光景令我相當意外。來禮拜堂祈禱的人們看起來好快樂，每個人都洋溢著爽朗的氣息。

那時牧師對我說：「多讀幾遍聖經，看不懂可以跳過，總之就是多看。」

於是我開始反覆閱讀聖經，發現一些心有所感的金玉良言，不知不覺就默背了下來。其中「一粒麥子」的故事格外吸引我，成為我心靈的支柱。

「一粒麥子不落在地裡死了，仍舊是一粒。若死了，就結出許多子粒來。」出自新約聖經「約翰福音」第十二章二十四節，意思是：一粒麥子就只是一粒，但如果它落在地裡，死而發芽，最終會結出許多麥穗。在基督教義中，意指為了眾人的幸福，而願意犧牲奉獻的人。

白光體驗

自我受洗後，又過了數年，我聽到牧師病倒的消息。由於教會牧師經常調動，所以我和牧師已經許久沒有見面。他是教會我信仰重要性的人，我在他臨終前趕去探望，終於見得他最後一面。

「老師……」

我跪在床畔，出聲呼喚。就在我出聲呼喊牧師的那一瞬間，我感覺到突然一道白光射下，映照在我們兩人身上。這就是白光體驗嗎?當下我倍感激動，伏首跪地，流下感激的淚水。

這是一場非常奇妙的體驗。事後回想，那也許不過是陽光從雲縫中照射下來。年輕時，我不太敢跟人分享這段體驗，怕一旦說出口，別人會以為我是個怪人，所以遲遲開不了口。然而，那段經歷深深地刻在我的腦海裡，想忘也忘不了。每當回想起那一幕，我都會感受到上帝賜予我的信仰是多麼強大，而這份信仰現在也依舊支撐著我。

話雖如此，實際面對死亡時，我也許還是會手足無措。但是，這段體驗伴隨著我走到今日，我的信仰也依舊堅定不移。

《蜘蛛之絲》

芥川龍之介的著名小說中有一篇《蜘蛛之絲》。故事描述主角發現一隻蜘蛛，原本想踩死牠，但後來放其一條生路，這一幕被釋迦牟尼佛看見。後來主角墜入地獄，釋迦牟尼佛大發慈悲，垂下一縷長長細絲。主角心想「真是幸運！」緊抓著細絲，開始從地獄爬回人間，但當他往身後望去時，發現許多罪人跟著他一起爬上細絲。

「不可以！你們這群人。你們會害細絲斷掉，快下去！」他一說完，細絲便從他的所在位置斷裂，他又再次墜落，回到地獄。

《蜘蛛之絲》是芥川龍之介在大正七年（一九一八年）發表於兒童文藝雜誌《赤鳥》上的作品。故事講述一名叫犍陀的小偷墜入地獄，由於他曾經救過一隻蜘蛛，促使釋迦牟尼佛向他伸出援手。

我從以前便經常思考死亡的問題，但見沒有人從死後世界回來，心想那裡應該是個不錯的地方，不過也有可能下地獄，只有死了才知道。要不上天堂，要不下地獄。無論如何，我還是害怕死亡。

我患有心臟病，為了預防發作，總是隨身攜帶藥物，所以我經常會想到死亡。對我來說，失智症似乎可以減輕我對死亡的恐懼，因為我不再需要一味想著心臟或死亡的事。

這麼說或許有點語病，但我覺得失智症或許是上帝送給我的禮物，藉以減輕我對死亡的恐懼。畢竟，死亡真的很恐怖。人死了，一切就都結束，只剩一片漆黑。

如此一想，就會覺得活著是一件美好的事。當然，人生在世，一定會有艱苦的時候。

在我一生中，我也歷經過許多痛苦到想死的經驗，比如戰爭、親人去世、工作上的挫折等等。然而，活著本身就是一件美妙的事。雖然有時痛苦、有時艱難，但沒有永無止盡的夜晚。黑夜過後，黎明終會到來。

也因為活著，我才能透過書籍，與大家分享，所以珍惜生命的「當下」，是我深刻的信念。

現在的夢想

二〇一九年九月，我的下排牙齒突然掉了三顆，似乎是牙齦嚴重萎縮造成的，右上方的牙齒也因為在路上摔倒而斷了一顆，雖然不會痛，但吃東西很不方便，所以需要做一些處理。

我的心臟有時會像被緊緊勒住一樣產生劇痛，這種情況，每月大概會發生三次左右。雖然每次我都會趕緊吃藥，但仔細一想，死神似乎離我越來越近，彷彿在跟我招手「快過來吧！」但我總是強烈地反抗，請祂再等等，因為我還有一些未竟之志。

其中一項，就是我想建立一套進修體制，為日本全國從事教導失智症照護的指導人員，提供後續進修的機會。

失智症照護研究．培訓東京中心負責舉辦「指導員養成訓練」課程，培訓教導現場人員如何進行失智症照護，培訓結束後，這些指導員會成為領班，成為「being」（失智症照護指導員東京聯網）組織會員。之後這些指導員會分散到關東或九州等日本全國各地，教導現場照護人員有關失智症照護的基礎知識。這套體制本身規劃得很好，但我認為有必要建立另一套支援系統，提供指導員日後定期進修的機會。

不論是醫生或心理師，在學術會議後，通常會有許多培訓講座可以參加，找到進修學習的機會。相形之下，照護領域的後續進修資源，就顯得相對不足。

失智症的醫療及照護方面的技術、知識都在不斷發展和進步，未來也勢必會出現新藥物，所以我認為應該要提供更多場合和機會，讓相關人員能當面學習新技術與知識，這就是我想做的事。我想，這或許會成為我人生中最後一項任務。

失智病友合唱團

二〇一九年十一月，我再次回到令人懷念的聖瑪麗安娜醫科大學，出席合唱團的音樂會。這個合唱團是由門診部（聖瑪麗安娜醫科大學附設醫院失智症（老年精神疾病）治療研究中心）的失智症患者與家屬組成，團名為「快樂詩班」，成立已經超過十五年。

那一天，包括家屬和工作人員，共十五人登台表演。在小林秀史老師（第二期成員）的指揮引導下，總共演唱了《野玫瑰》、《朧月夜》、《仰望夜空的星辰》等十首曲目，《甜蜜的家庭》和《荒城之月》更是以二部合唱表演，大家的表現都十分穩健。失智症的治療中，有一種方法就是音樂療法。唱歌，果然是一件美好的事。女兒陪我一同出席，所以我也在女兒的協助下，一邊指著樂譜，一邊哼唱。

音樂會結束後，我還遇見以前當教授時帶的幾名實習醫生，讓我倍感懷念。以前教書時，我似乎相當嚴厲，讓學生們感到敬畏。趁此機會，我向他們說聲抱歉，請他們見諒。其他二十來歲的未來醫師和年輕護理師也在場，和他們聊得很開心。甚至有人淚眼汪汪地對著我說：「終於見到教授了！」讓我感動得也忍不住熱淚盈眶。這些重逢與相遇，帶給我許多力量，讓我想繼續努力下去。

兩年後的追蹤檢查

二〇一七年，我被診斷為失智症，接著大約一年後，我再次接受檢查診斷，這些在第1章中都已經提過。後來，我在二〇一九年十一月做了兩年後的追蹤檢查。

是否接受兩年後追蹤檢查？女兒問我們：「要做嗎？」太太的想法是，都已經診斷出失智症，如果是她，不想一次又一次地做那麼多檢查。確實有人是抱持這樣的想法，但我表示，這次還是希望能進行包括MRI在內的完整檢查。

因為，說不定會有好轉的地方。

神經心理測驗中，有一個「畫時鐘測驗法」。例如，讓受試者在紙上畫一個超過三點十五分的時鐘圖形，接著再讓受試者畫一個三點十五分以前的時鐘圖形，大概是這樣的測試方式。失智症患者通常無法順利畫出這類圖形，他們很難正確畫出指針的位置。不過，我總覺得自己這次能迅速地完成測試。當然，實際結果如何，只有做了測試才知道。

失智症不一定會隨著年齡不斷惡化，說不定會出現一些有所改善的地方。大腦其實非常神祕，不僅會補償神經細胞受損的部位，甚至可以持續成長。最重要的是，失智症仍有許多未知的層面。如此一想，我就充滿了期待，決定再次接受檢查。

例如，我聽說皮膚等細胞每隔幾週就會更新一次，但大腦神經細胞永遠不會更新，必須使用一輩子（譯註：人體約有一千億個腦細胞，出生時數量已固定。傳統科學認為，腦細胞會不斷死亡且永不復生，但後來科學家發現，大腦中負責嗅覺和記憶的嗅球與海馬迴，可藉由神經幹細胞再生，進行細胞更新。）換句話說，我們從一出生，就一直在使用這些腦細胞的認知功能。

以我為例，我的腦細胞已經用了九十年了。仔細想想，這真的是件很了不起的事。

那麼，第二次的檢驗結果如何呢？

就結論來看，可以看見海馬迴萎縮、記憶力和判斷力下降等症狀，但整體而言，進展十分緩慢。這或許是這種失智症（嗜銀顆粒性失智症）的特色。至於我認為自己這次會順利完成的神經心理測驗「畫時鐘測驗」，記憶中這次似乎沒有實施，所以我也不知道自己能否畫好。總之，這是一場困難又令人疲憊的檢查。

我決定暫時不再接受檢查，畢竟我的時間不夠用。我覺得自己還有好多想做的事，也有許多必須完成的事，再加上還有失智症照護指導員東京聯網「being」的事情要忙，而且我還有很多話想分享。這次幫我做檢查的是我的第一門生今井幸充。他現在是失智症專科醫院的院長，成就非凡。我也很高興這次能久違地再次和他見面說話。

坦然接受死亡

我覺得最近精神比以前好。失智症雖然讓我失去了一些東西，但也讓我的世界變得更寬廣。早早率先公開自己患有失智症的克莉斯汀．布萊登女士說：「我正走在回歸最真實自我的旅程上。」我現在也是同樣的心情，我覺得自己正走在布萊登女士走過的路上。

我現在秉持一個原則：明天能完成的事，今天就開始動手去做。比如，如果我興起寫書的念頭，我就會今天提筆，至少寫下書中可能出現的句子，哪怕只有一、兩行，總之要採取行動。一次全部做到實在太困難，所以做一點點就好。如此一來，就等於向未來邁進了一步。與其什麼都不做，停留在原地，有所行動反而會覺得未來更有希望，也帶來更多樂趣。最重要的是，我會很有安全感。

而先前稍微邁進一步的未來，終將成為「現在」。現在，才是最重要的。過去發生或做過的已不會改變，也無力改變。但實際上，根本不存在所謂過去。過去就是現在，因為我們永遠是在「現在」回憶或討論著過去。

珍惜「現在」的時光，活在當下。我想再說一次：活著，就是一件美好的事。秉持這樣的信念，我希望在自己能力範圍內，為社會與他人帶來一些貢獻。最後，我希望自己能坦然面對一生一次的死亡，啟程到另一個世界去。

結語

最後，我一面思考避免過多重複，一面寫下這段文字。我們在此聖所裡，所行都從主旨意，讚美主之美名，神所配合之良緣，遵主旨意而成全。

人從四、五歲開始懂事以來，在成長過程中，都會受到周圍大人、老師們的讚揚與慈愛，同時也受到嚴厲的責罵與勸告。這樣的情況，從小學、國中開始，一直持續到十八到二十歲成人為止。進入職場後，又接受包括身邊人在內的前輩、主管與長輩等的教導。這樣充滿靈性的指引在一生中會不斷持續，越來越強大。而且重要的是，這些將內化成為你個人最獨特的力量。

地球上有數十億人口，但這是特定專屬於你和你所在地區的特別指導，正可謂是「在地關懷」的真諦所在。這是上帝僅賜予你，充滿恩典的寶藏。

「平凡的生活」這件事，本身就是來自上帝賜予的獨特靈性恩典。請時時刻刻牢記這一點，感恩享有和平的生活。

記於二〇一九年十月

長谷川和夫

編輯後記

猪熊律子（讀賣新聞東京總公司編輯委員）

「他就相當於是痴呆界的長嶋茂雄。」

我記得這是超過十五年以前，一位熟悉醫療與社會福利領域的記者前輩，對長谷川和夫醫師的形容。當時的失智症還被人稱為「痴呆」，前輩的意思是，長谷川醫師就和棒球界傳奇人物長嶋茂雄一樣，不僅實力堅強，充滿強者風範，而且為人幽默風趣。

那時，長谷川醫師擔任聖瑪麗安娜醫科大學理事長，為痴呆照護界的第一把交椅，活力充沛地在各地演講。

「我想，等我年紀大了，總有一天也會變痴呆。到時候，我一定會好好觀察自己，和大家分享我的情況。」

不料當時的一句玩笑話，竟然一語成讖。

美國前總統雷根與英國前首相柴契爾夫人晚年都為失智症所苦，有鑑於此，隨著人們壽命延長與高齡化的趨勢，任何人都可能罹患失智症。然而，「失智就沒救了」的偏見與汙名，卻始終不見消失。

不知是否有擁有社會影響力的人物，願意在罹患失智症以後，公開分享失智後眼中所見的世界與感受，幫助屏除對失智症固有的觀念？——過去十年裡，我心中這種想法越來越強烈。然而，罹患失智症，表示當事人正在逐漸喪失原有的智力功能，所以不難想像，公開承認自己患有失智症，會在當事人的內心產生多大的糾結。縱使本人願意公開病情，家屬和周圍的人也往往抱持保留的態度。

反觀長谷川醫師，他很自然地說出了自己的情況。

「當著大家的面講，（對主辦單位）也許會造成困擾，但其實我患有失智症。」

那時他正以專科醫師的身分在台上演講，說得如此輕鬆、淡定，因為太過輕描淡寫，讓人差點當作耳邊風，聽過就忘。但我心想：當事人如此坦誠相告，我不能置若罔聞。我鼓起勇氣向長谷川醫師提出採訪要求，希望進一步了解詳情，他面帶微笑地溫和回覆我：「沒問題。」

提出採訪要求前，我也很猶豫，深怕醫師覺得被冒犯，惹他不高興，心中閃過種種顧慮。但我想起長谷川醫師以前說過的話，心想「長谷川醫師一定能理解我的用意」，讓我鼓足了勇氣，採取行動。

在此機緣下，我們開始了訪談，並在二〇一七年十一月十六日的《讀賣新聞》早報上，刊登了訪談的第一篇報導〈省思二〇一七——精神科醫師長谷川和夫〉。隔年，我們也敬邀長谷川醫師擔任〈時代的見證人〉專欄的主題人物（刊登於二〇一八年八月十一日～九月十二日的《讀賣新聞》早報）。〈時代的見證人〉是《讀賣新聞》自二〇〇三年開始的著名企劃，訪談過許多知名人物，早期文章包括讀賣巨人隊總教練川上哲治，以及被譽為「昭和的大橫綱」的相撲力士大鵬幸喜等人。在這個介紹「代表時代象徵的各界人物」專欄中，第一次刊載了失智症患者的陳述。此外，最近以「公開後過了大約二年」為由，於二〇一九年八月十八日的《讀賣新聞》早報刊載了一篇採訪文章。

長谷川醫師主動公開失智症的決定，一直令我深感佩服，其家屬不厭其煩地接受媒體採訪的叨擾，也同樣令人敬佩。

為了了解長谷川醫師「最真實」的生活，我多次到府上打擾。他帶領我到二樓參觀他自稱「我的戰場」的書齋，也帶我去廚房，向我展示他自從察覺罹患失智症以來便開始使用的手撕日曆。我想，這對與醫師一起生活的瑞子女士來說，一定造成了不少的困擾。然而，她總是面帶微笑，熱情地招待我，讓我深刻體會到他們夫妻間相互信賴的情誼。

醫師的三名子女也提供了許多協助，特別感謝長女麻里女士的幫助，讓我受益良多。我想，如此溫馨的家庭環境，也一定對長谷川醫師症狀發展的減緩，有很大的影響。

在採訪過程中，長谷川醫師句句金玉良言，令人猶如醍醐灌頂。

例如：「即使罹患失智症，也不會讓人突然變成另外一個人，生活的世界依舊是那個過去與現在連續的世界，自己也還是那個從昨天活到今天的自我的延續。」

有些人聽到別人患有失智症，可能會以「他是失智症患者」為由，在心中築起高牆，把他歸為「另一個世界的人」，自己則是「這個世界」的人。然而，罹患失智症，並不表示他的人格〔personality，長谷川醫師可能會稱之為靈性（spirituality）〕會在那一天就突然大變。相反的，對當事人來說，今天的我就是昨天的我的延續，所以旁人擅自把這個延續切斷，將自己視為與昨天截然不同的個體，是一種很不合理的推斷。能夠切身聽到當事人的論點，令人獲益匪淺。

「沒有失智的人，也一樣會犯錯」這句話同樣讓我印象深刻。

不知為何，失智症患者經常會突然被人當成小孩看待，像小孩一樣被人責罵：「你又做這種事」或是「就跟你說不是。」然而，沒有失智的人，在日常生活中也經常犯錯或失敗，也會說些奇怪的話。人們容許這些情形發生，卻放大檢視失智症患者的行為，這顯然是一件不合理的事。

用看不起的口吻說「不行——」，或高高在上地下指令，又或者突然興起保護欲「我必須保護他！」凡事都要插手代勞……。即使這麼做完全沒有惡意，但對失智者來說，一定覺得不堪其擾。

「失智症的本質是日常活動的障礙。」

這句話也讓我備感共鳴。這番話由身為醫師——而非社會福利專家——的長谷川醫師說出來，感覺又更具份量。

長谷川醫師在訪談中也談及對藥物的擔憂。他提到，如果能研發出治療失智症的藥物，自然再好不過，但也表示這樣的藥物「可能帶有難以預料的嚴重副作用」。

起初我覺得詫異，一名擔任過抗失智症藥物臨床實驗統籌主管的醫師，竟然會談論他對藥物與藥物極限的擔憂。然而，我也立刻領悟到，正因為他擔任過新藥臨床實驗統籌醫師，所以才會產生這樣的顧慮。

長谷川醫師並非反對藥物研發，而是認為在研發藥物時，應該充分考量副作用等問題。他還表示，在失智症的治療藥物尚未實現之前，「最重要的應該是提供可以讓失智者安心的照護，其中失智友善社區的實踐尤為重要」。我對這番話深表認同。

正如長谷川醫師所說，如果失智症是「日常活動發生障礙」，那麼周圍的人們與社會就需要善用智慧與巧思，來消除這些障礙。在這種情況下，其根本理念或許就是長谷川醫師重視的「以人為本的照護」。

根據同住家人與周圍環境的不同，即使同為失智症患者，也可能產生明顯的差異，比如這位患者「問題很多，需要人照顧」，另一位患者可能「雖與常人不同，但個性獨特」。反過來看，失智症患者或許可說是一面「鏡子」，反映出周圍人們與社會，對失智症的寬容度與包容力的有無，以及程度高低。

話說回來，讀完本書的讀者或許有人忍不住心想：醫生這麼能言善道，應該不是失智症吧？不只是長谷川醫師，最近有越來越多失智症患者本人站出來現身說法。由於他們字字條理清晰，清楚表達切身感受，言行舉止與「普通人」無異，以致於人們容易產生懷疑「他才不是失智症吧」、「診斷出錯了吧」。

然而，這種反應，難道不是因為我們認為失智症患者「會變無知」、「會變行為異常」，對失智症抱有根深柢固的刻板印象或偏見所造成的嗎？

我會這麼想是因為以前在失智症的訪談中，我自己也產生過同樣的疑惑：他真的有失智症嗎？

總的來看，簡單一句「失智症」，其實包含許多不同類型與病症。提到失智症，人們大多會聯想到「記憶衰退」，但有些失智者始終保持良好的記憶力，也有一些會出現明顯「幻覺」這種與失智症看似毫無關聯的病症。有些人可以相對容易地使用語言表達自己的意見，有些則無法。

通常在症狀較輕微的早期階段，失智症患者大多可以用語言表達想法。如今隨著早期診斷的進步，這種情況更普遍。如果我們不了解失智症的現況，就永遠無法擺脫「失智症患者會變得腦袋空空、完全無知」的偏見。

就連妙語如珠的長谷川醫師，在持續訪談的過程中，有時也會突然跳到毫無關聯的話題，或說一些不知所云的話。然而，這種情況不也經常發生在非失智症患者身上嗎？

此外，有時我覺得是「毫無相關的話題」，仔細聽到最後，繞了一大圈又回到原來的主題。這時我才恍然大悟：原來長谷川醫師想要表達的是這個意思。

擅自用「時間不夠」為由，打斷對方談話，或因為「聽不懂」而放棄理解對方話中含義，這樣對聽者來說確實比較輕鬆，但透過這次訪談，我才意識到這些都是非常不尊重人的行為。

「希望人們仔細聆聽失智症患者的聲音，聆聽就是一種等待；所謂等待，就是和對方分享自己的時間。」長谷川醫師這麼說道。如果能提醒自己保持這種溝通方式，即使對方的病症嚴重到完全無法說話，或無法從表情讀取任何訊息，我相信一定還是可以感受到自己與對方「心靈上相互聯繫」。

如今，失智症已經不只是日本重視的議題，更是全球注目的課題，各國所面臨的問題也有許多共通之處。

例如，如何確保照護人才？如何提高照護品質？如何應對不斷增長的醫療費用與照護費用？在導致症狀出現與發展的機制尚未明朗的情況下，如何治療和預防？當患者失去金融交易的能力時，如何協助他使用或保護個人資產？如何建立系統，以防止失智患者淪為詐騙和商業詐騙的受害者？

又或者，如何實踐社區營造，打造即使失去駕駛能力，也能順利購物等生活無虞的社區？什麼樣的制度，才能保護患者在執行投票權或找工作時，不被過度剝奪權利？對於患者末期的醫療與生活方式，該由誰來負責做決定？——這些都是有待解決的課題。現階段，各國都在不斷嘗試與修正，制定並推動政策。

在制定這些政策，以及導正人們對失智症的刻板印象、促進社會意識改革時，最重要的是傾聽失智症當事人的聲音，與他們一同思考，商量對策。

到目前為止，日本以「國民皆保險」為基礎，建立社會保障制度，實現了長壽社會。如今，我們需要更多智慧，才能在長壽的人生中，活得更安全、更有保障。

我們該如何活出自我，直到人生的最後一刻？關於這個問題，我想，生活在這個長壽時代，當我們在思考自己的生存之道或社會應有的樣貌時，或許可以從這位「失智症界的傳奇人物」所分享的智慧中找出答案。

在編寫本書及報章訪談文章的過程中，得到各界人士鼎力相助，萬分感謝。在此不便一一列舉所有協助人士名諱，但在此特別銘謝東京都立松澤醫院齋藤正彥院長，以及國立長壽醫療研究中心暨記憶障礙合作系統辦公室堀部賢太郎主任兩位的關照，謹此獻上十二萬分的謝意。

年表

年份	生平	失智症	日本社會
1929	生於愛知縣		
1947	進入東京慈惠會醫科大學就讀		
1949	受洗成為基督徒		
1953	慈惠醫大畢業		
1956～58	留學美國（聖伊麗莎白醫院、約翰·霍普金斯大學附設醫院）。		
1960	結婚		
1961			實踐「國民皆保險」、「國民皆年金」的制度。
1960～62	留學美國（加利福尼亞大學舊金山分校附屬醫院）		
1963			制定老人福祉法，國民有一百五十三人年滿一百歲。
1969	擔任慈惠醫大精神神經科副教授		
1970			日本步入高齡化社會
1972	擔任東京都老人綜合研究所心理精神醫學院院長	有吉佐和子著作《恍惚的人》，成為暢銷作品。	

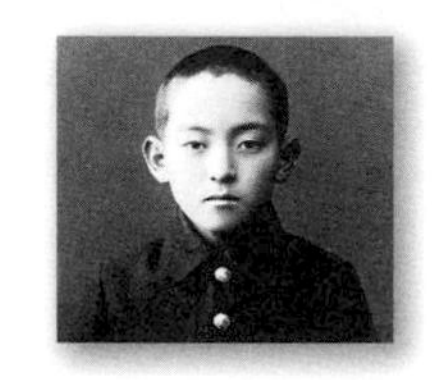

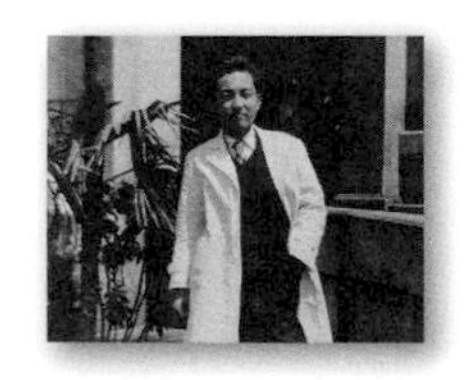

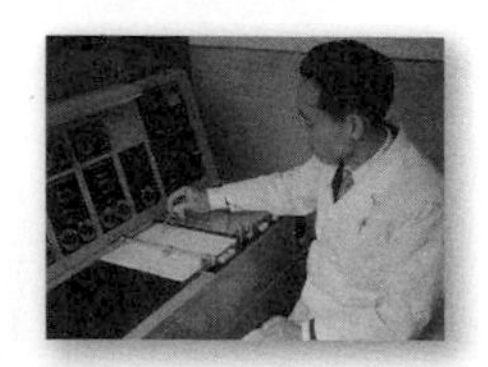

年份	生平	失智症	日本社會
1973	擔任聖瑪麗安娜醫科大學神經精神科教授		免除老人醫療費用，日本的「福祉元年」。
1980		關懷痴呆老人家庭協會（現稱失智症病友與家庭協會）成立	
1983			實施老人保健法
1986		厚生省成立「痴呆性老人對策推進總部」	
1989	擔任日本舉辦第四屆國際老年精神醫學會會議主席	舉辦日本第一屆國際老年精神醫學會，愛憶欣膜衣錠進行新藥臨床實驗。	制定高齡者保健福祉推進十年戰略（黃金計畫），導入消費稅（稅率三％）。
1990			修改福祉關係八法
1991	公布「修訂版長谷川式簡易智能評估量表」		
1993	擔任聖瑪麗安娜醫科大學校長		
1994			制定「新黃金計畫」
1999	擔任聖瑪麗安娜醫科大學副理事長	愛憶欣膜衣錠適用保險，確立ＭＣＩ（輕度認知功能障礙）相關概念（彼得森等人）。	

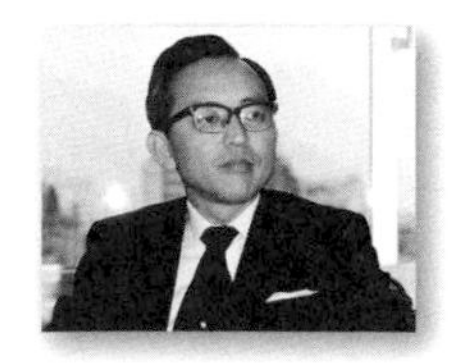

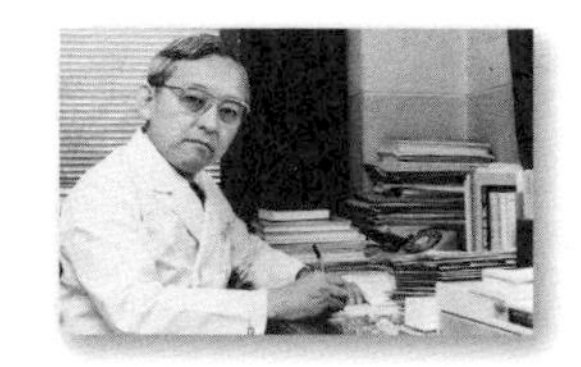

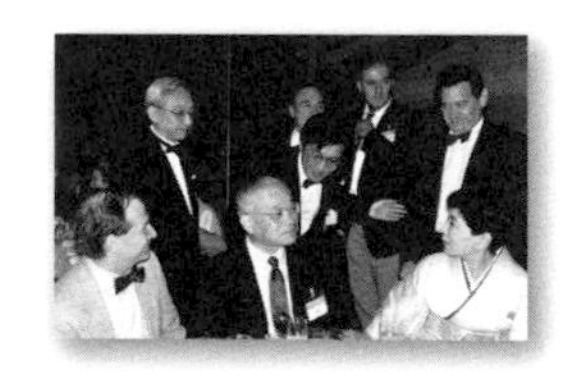

2000	擔任社會福祉法人浴風會高齡者痴呆介護研究培訓東京中心（現稱失智症照護研究培訓東京中心）主任		開始實施介護保險法、成年後見制度。
2002	擔任聖瑪麗安娜醫科大學理事長		
2004	擔任國際阿茲海默症協會第二十屆國際會議京都組織委員主席，厚生勞動省「從痴呆正名為認知症」研討會委員。	國際阿茲海默症協會於京都舉辦國際會議，從痴呆用語正名為認知症。	
2005	獲頒勳章（瑞寶中綬章）		制定「障礙者自立支援法」
2009	獲頒失智症照護研究・培訓東京中心名譽主任頭銜		
2013		失智症政策推進五年計畫「橘色計畫」啟動，G8於倫敦舉辦失智症高峰會議。	
2015		日本政府制定新橘色計畫	
2017	公布罹患失智症		
2019		日本政府制定失智症政策推進大綱，自民黨與公明黨兩黨皆提出失智症基本法案。	

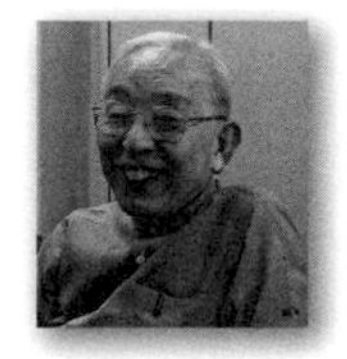

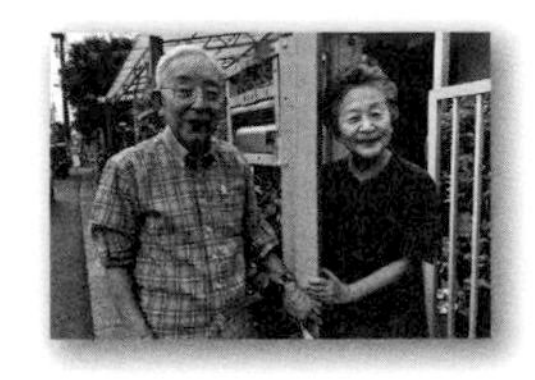

※ 本書作者長谷川和夫醫師，已於 2021 年 11 月 19 日因衰老而去世，
享耆壽 92 歲。

Magic 053

身為失智症專科醫師，我罹患了失智症

日本失智症權威長谷川和夫醫師，
第一人稱自述失智症患者內心的想法、感悟

作者 | 長谷川和夫、猪熊律子
翻譯 | 林姿呈
審稿 | 王培寧
美術 | 許維玲
編輯 | 彭文怡
校對 | 連玉瑩
企畫統籌 | 李橘
總編輯 | 莫少閒
出版者 | 朱雀文化事業有限公司
地址 | 台北市基隆路二段 13-1 號 3 樓
電話 | 02-2345-3868
傳真 | 02-2345-3828
e-mail | redbook@ms26.hinet.net
網址 | http://redbook.com.tw
ISBN | 978-626-7064-77-1
CIP | 415.934
初版一刷 | 2024.03
定價 | 380 元
出版登記 | 北市業字第 1403 號

About 買書

●實體書店：北中南各書店及誠品、金石堂、何嘉仁等連鎖書店均有販售。建議直接以書名或作者名，請書店店員幫忙尋找書籍及訂購。

●●網路購書：至朱雀蝦皮購書（搜尋「朱雀文化書房」）、朱雀文化網站，可享優惠，博客來、讀冊、PCHOME、MOMO、誠品、金石堂等網路平台亦均有販售。

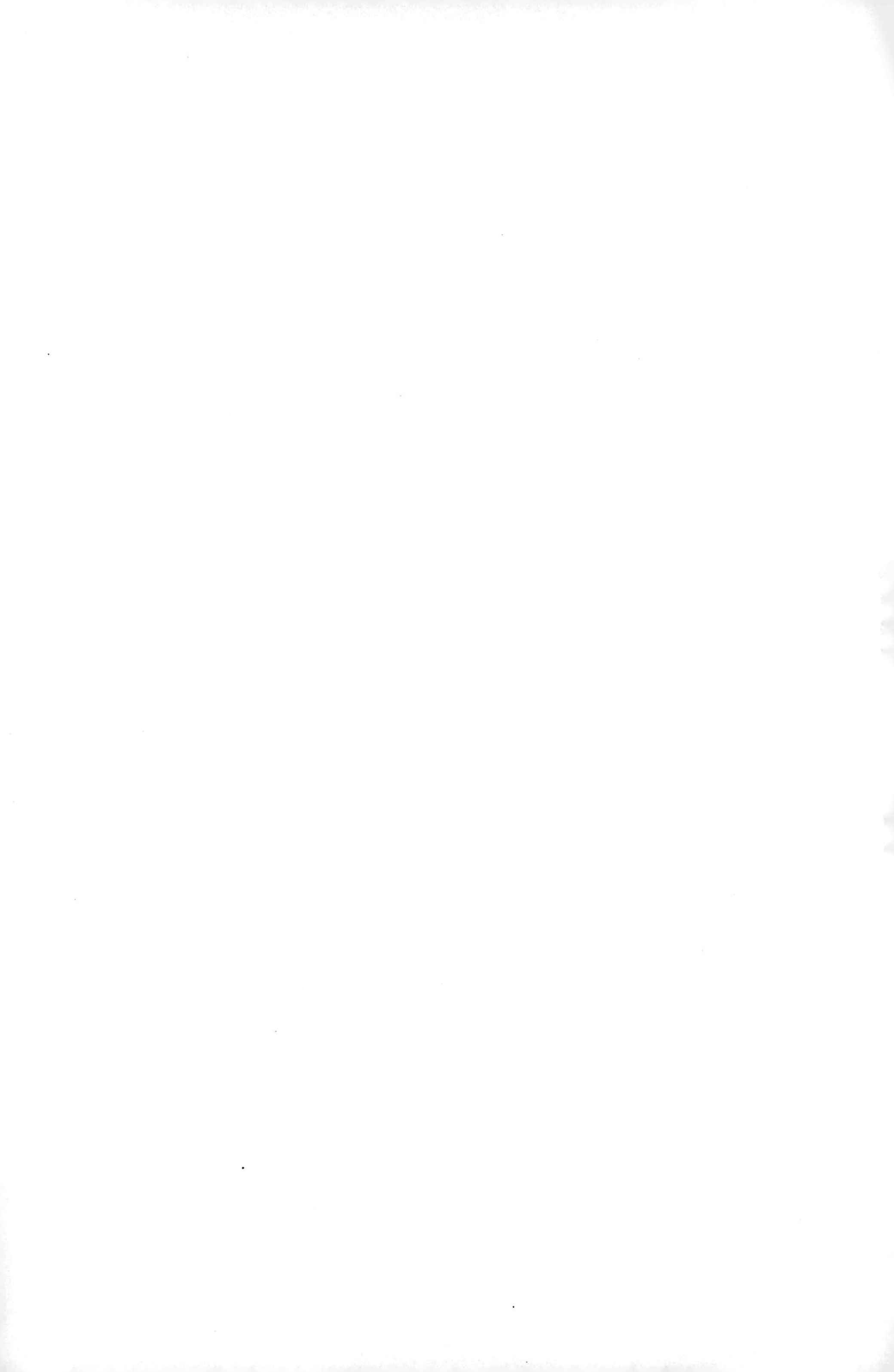